中医抗癌进行时 7

——随王三虎教授临证日记

王欢 王娜娜 主编

王三虎 点评

全国百佳图书出版单位

中国中医药出版社

·北 京·

图书在版编目（CIP）数据

中医抗癌进行时 . 7, 随王三虎教授临证日记 / 王欢，
王娜娜主编 . -- 北京：中国中医药出版社，2024.4
ISBN 978-7-5132-8678-7

Ⅰ . ①中… Ⅱ . ①王… ②王… Ⅲ . ①癌—中医治疗
法 Ⅳ . ① R273

中国国家版本馆 CIP 数据核字 (2024) 第 053609 号

中国中医药出版社出版

北京经济技术开发区科创十三街 31 号院二区 8 号楼
邮政编码　100176
传真　010-64405721
保定市中画美凯印刷有限公司印刷
各地新华书店经销

开本 710×1000　1/16　印张 15　字数 212 千字
2024 年 4 月第 1 版　2024 年 4 月第 1 次印刷
书号　ISBN 978 - 7 - 5132 - 8678 - 7

定价　68.00 元
网址　www.cptcm.com

服 务 热 线　010-64405510
购 书 热 线　010-89535836
维 权 打 假　010-64405753

微信服务号　zgzyycbs
微商城网址　https://kdt.im/LIdUGr
官 方 微 博　http://e.weibo.com/cptcm
天猫旗舰店网址　https://zgzyycbs.tmall.com

如有印装质量问题请与本社出版部联系（010-64405510）

《中医抗癌进行时 7——随王三虎教授临证日记》
编委会

　　王三虎，1957年7月生于陕西省合阳县。先后毕业于渭南中医学校、南京中医学院（现南京中医药大学）、第四军医大学，医学博士。1998年在第四军医大学晋升教授。2008年获"广西名中医"称号，2018年获"陕西省名中医"称号，2022年被遴选为"第七批全国老中医药专家学术经验继承工作指导老师"。现为渭南市中心医院中医专家、渭南市中医药事业发展高级顾问、深圳市宝安区中医院特聘专家、西安市中医医院首席中医肿瘤专家。兼任中华中医药学会中医药临床案例成果库专家委员会委员、欧洲经方学会顾问、瑞士

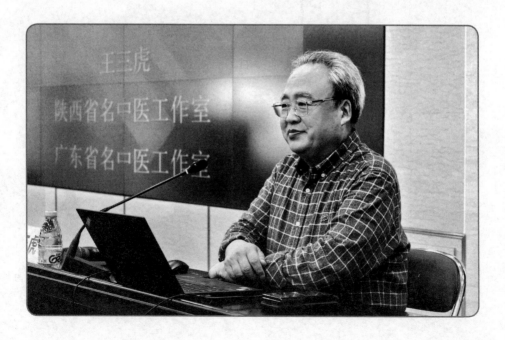

华人中医学会顾问、美国加州中医药大学博士研究生导师等学术职务。先后招收、培养研究生及传承弟子300多人。

王三虎教授多年来坚持理论与实践结合、继承与创新并重的治学观，提出了"燥湿相混致癌论""寒热胶结致癌论""人参抗癌论""把根留住抗癌论""肺癌可从肺痿论治""风邪入里成瘤说"等新论点。许多观点上大报、进教材、入指南。年诊国内外患者两万人次。共发表论文230余篇，主、参编书籍40余部，并有《中医抗癌临证新识》《经方人生》《我的经方我的梦》《经方抗癌》《中医抗癌进行时——随王三虎教授临证日记》及《王三虎经方医案医话》系列丛书专著畅销。近年多次在国内外成功举办经方抗癌学习班。2017年获"最具影响力中医人奖"，2018年获陕西杰出名中医奖。《中医抗癌系列课程》2019年被北京中医药学会评为"第五批中医药传承精品课程"。2020年获"全国患者信任的好医生"、2021年获"健康强国荣耀医者"等荣誉。已在北京、西安、渭南、深圳、淄博、台州、佳木斯、青海等地设立经方抗癌工作站（室）。

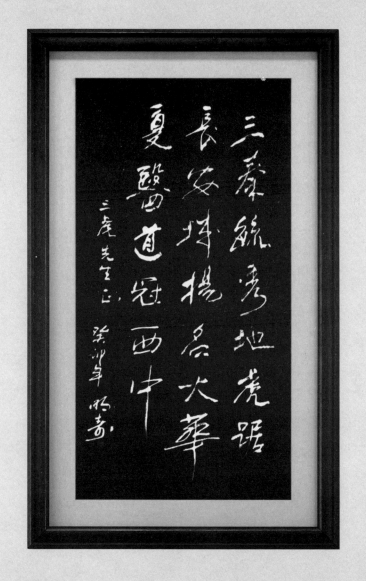

三秦毓秀地

虎踞长安城

扬名大华夏

医道冠西中

徐明寿题

陈 序

　　1978年，我与王三虎同学一同考入陕西省渭南中医学校并成为同班同学。三年同窗友谊和对中医学科的共同热爱，是我们多年来友谊深厚的纽带，也是在中医临床中继续前行的基石和动力。王三虎同学在校期间，刻苦砥砺，好学不倦，学习成绩名列前茅，毕业前就在《山东中医学院学报》上发表了处女作，与著名伤寒专家李克绍教授开展学术争鸣。

　　其后他考上研究生深造，并在原第四军医大学肿瘤研究所、陕西省西安市中医医院、广西柳州市中医院出任教授、首席中医肿瘤专家等职务，荣获第七批全国老中医药专家学术经验继承工作指导老师，被评选为陕西省名中医、广西名中医，在全国及至国际范围均有广泛的知名度，常年定期在西安、北京、柳州、深圳等地出诊授课，亲力亲为、精益求精地为各地患者悬壶济世、为中医弟子传承宝贵经验。

　　在多年中医临床工作中，他潜心求索，博览群书，修身笃学，兢兢业业，医文俱佳。在繁忙的诊务之余将病案经验著书，先后出版了《中医抗癌临证新识》《我的经方我的梦》《经方人生》《王三虎抗癌经验》等中医专著，流传广泛，影响深远。

　　中医探索必经博古通今之道，中医成才必经天道酬勤之路。王三虎教授教学有方，指导学生撰写的《中医抗癌进行时——随王三虎教授临证日记》系列书籍已经出版6本，蔚为可观。其即付梓之《中医抗癌进行时7——随王三虎教授临证日记》收录的临床经典医案，医案之特点是突出《伤寒论》《金匮要略》经方，灵活辨证，在遵循经典经方的原则上活用经方之合方、组方，颇具创新。师从王三虎教授之弟子们，深得其真传并积极将王三虎教授的中医抗癌临床经验及部分医案系列整理成书，内容丰富、论述翔实、案评精辟，对弘扬中医学术，防癌抗癌贡献匪浅。特作此序，推介给医学界同仁。

陈宗林

2024 年 1 月 6 日于中国气象局医院

　　吉日良辰，为即将成书的《中医抗癌进行时7——随王三虎教授临证日记》写几句话，感慨万千。正如当红明星董宇辉所说："能力决定下限，运气决定上限。"我实在是运气好，中人下了笨功夫，多亏当年练好了童子功，又能心无旁骛，一条路走到黑，"少小功夫老始成"，在中医抗癌这条道路上越走越顺畅。这与从2002年就开始写作、传播的《中医抗癌进行时——随王三虎教授临证日记》系列丛书关系密切。因为前六本的积淀，不仅为患者及其家属增强治病信心展示了依据，也为同仁提供了参考借鉴的素材。

　　了解我抗癌细末和真实情况的人多了，前来求诊的患者就多了，行医时间长了，复诊患者自然多了，也就更容易积累成功案例了。尤其是我退休以后开始招收的秘传弟子，不知不觉已接近百人，他们认真学习，勤于总结，积极写作，使出书的速度更快，内容更加振奋人心。积少成多，集腋成裘，总览前后，从当初的青涩拘谨，到如今的从容自信，尽收眼底。

　　我自己经方抗癌的探索实践之路——"践行仲景如登山"在这几本书上有很明显的标识，也与我的代表作——2024年1月人民卫生出版社出版的《中医抗癌临证新识》第3版遥相支持，相映成趣。从另一方面来看，弟子们的文采不仅使我教学相长，自叹弗如，这样不断地练习，也为他们日后成为名医打下了基础。名医名医，读书、看病、写文章，缺一不可。

尽管他们不一定都能成为肿瘤专家，但这种积极面对患者，拥抱社会的态度和方法无疑是有实际意义的。就像最早写《中医抗癌进行时——随王三虎教授临证日记》的军医王星，这么多年已经成为心脑血管养生保健科学普及的网络红人，一样可以造福社会。古语云："内举不避亲，外举不避贤。"前几日微信网友宋彬说："你的弟子杨保社理论和实践水平高，写的文章的功力高，可以当教授。"是耶非耶，看看本书就会真相大白。

要感谢微信的普及，使中医知识的传播比以往任何时候都快、都广。"王三虎"公众号创办4年，粉丝量七万四千多。这为我们将中医防癌抗癌知识"天天讲、月月讲、年年讲，只给少数人讲还不行，要让广大群众都知道"提供了最好的平台。也使本书病例原始影像资料的查找有了着落，这是以往任何时候都不可想象的。本书内容都是公众号发表过的。需要说明的是，病历都是我手写的，本来写的字就拿不出手，门诊又太忙，顾此失彼，只求真实，难免贻笑大方。

中国中医出版社刘观涛担纲的《中医师承学堂》已经成为当今中医书籍中的响亮品牌。我的《经方人生》《经方抗癌》《中医抗癌进行时4——随王三虎教授临证日记》《王三虎经方医案·肿瘤篇》《王三虎经方医案·杂症篇》《王三虎经方医话·临证篇》《王三虎经方医话·感悟篇》幸列其中，多所畅销。即将面世的《中医抗癌进行时5——随王三虎教授临证日记》《中医抗癌进行时6——随王三虎教授临证日记》和这本《中医抗癌进行时7——随王三虎教授临证日记》也将砥砺前行，不负众望。

常言说人不如旧，物不如新，我40多年前在渭南中医学校的老同学，云集西安，常有交往，刘吉祥、黄琳娜、杨瑛、胡翔、郭伟民、姚锦林、史星文、樊海、吴成等，哪个不是耳熟能详，各主一方，成名成家。他们是我以前文章著作的支持者、拥趸者。本书有幸刊载原西安市莲湖区卫生局局长徐明寿同学书法题词，又有如今北京中国气象局医院中医副主任医师陈宗林同学作序，增光添彩，不亦说乎。

王三虎

2024 年 1 月 1 日于西安过半斋

目　录

2022 年 2 月 13 日　星期六　晴

大医精诚治未病　广行天下济苍生

今天天气晴朗，气温回升，我跟着王三虎老师到了西安广行中医门诊部，这里环境整洁，医疗井然有序，既高雅又舒爽，彰显了大医精诚慈悲的根本，广行济仁苍生之胸怀。

老师今天讲了中医治未病的理念，上工治未病，见肝之病，知肝传脾，当先实脾，四季脾旺不受邪，即勿补之，足见脾脏旺盛的重要性。在这里一带而过的五行学说，实际上是为下一条展开病因做铺垫的。即：夫人禀五常，因风气而生长，风气虽能生万物，也能害万物，如水行舟，可浮舟，亦可覆舟，客气邪风，中人多死，千般疢难，不越三条：一者，经络受邪入脏腑，为内所因也；二者，四肢九窍，血脉相传，壅塞不通，为外皮肤所中也；三者，房室、金刃、虫兽所伤，以此详之，病由都尽。

知道了病因，防范就有的放矢，这是防病治病的一个捷径："若人能养慎，不令邪风干忤经络，适中经络，未流传脏腑，即医治之。四肢才觉重滞，即导引吐纳，针灸膏摩，勿令九窍闭塞，更能无犯王法，禽兽灾伤，房室勿令竭乏，服食节其冷热酸苦甘辛，不遗形体有衰，病则无由入其腠理。"

可以看出，面面俱到中没太强调七情的致病因素。为什么呢，老师说，七情过度都可致病，但喜伤心的人势必是极少数，而其他六个致病因素，在和平年代，无事生非，也不少见。但在张仲景所处的时代，战争连年，大疫当前，能保住命已经是不幸中之万幸了，内伤病因自然远低于外邪入侵。

老师又继续娓娓道来《金匮要略》中痉湿暍篇中，柔痉与刚痉的区别，太阳病具备，身体强几几，而脉不浮，反沉迟者，为痉。发热汗出，不恶寒为柔痉；而发热无汗，反恶寒者为刚痉。太阳病发汗多，脉沉细，中风误以下法，又发汗后引起肌肉拘急。表现为身热足寒，颈项强直，面红目赤，独头部动摇，角弓反张，为痉病也。

痉篇共有三个处方：柔痉用栝楼桂枝汤，刚痉多用大承气汤、葛根汤。

而现今大多数人都知道身体重是有湿，可是什么原因引起的，又有什么方法解决呢，我们在《金匮要略》里可以找到答案，湿篇有详细的解读，将湿分为湿痹、湿家、风湿，并给出了 6 个处方来解决。首先湿痹，太阳之为病，关节疼痛而烦，脉沉而细，小便不利，大便反快者，此为湿痹，治疗当利小便即可。而湿家呢，一身尽疼，发热，身色如熏黄也，头汗出，背强，呕哕，胸满，口渴欲饮，又不能饮，小便不利，口干烦躁，鼻塞气喘，舌苔腻，脉大，此为胸上寒而丹田热。可与麻黄加术汤，发汗为宜。而风湿呢，是风与湿相抟，一身尽疼痛，治疗当以微微发汗，切不可大汗，祛风而伤正，湿必不能除。

湿病按程度和症状特点给出了五个处方：第一，身痛而热，午后重时，麻黄杏仁薏苡甘草汤；第二，汗出恶风，身重者，防己黄芪汤；第三，身烦痛，不能转侧，不呕不渴，脉浮虚而涩者，桂枝附子汤；第四，小便自利而大便坚者，去桂加白术汤（白术附子汤）；第五，骨节烦疼，不得屈伸，出汗，恶风恶寒，气短，小便不利，身微肿，甘草附子汤主之。

老师讲得头头是道，学生们听得津津有味，完全没有听够，老师又继续，现代人为什么有这么多情绪所致的病，焦虑症、抑郁症、自闭症、自杀、肿瘤、急性心脑血管病等，原因多为和平日久，攀比心强，在家庭和社会上忘记了自己的初心，寻找不到适合自己的位置、圈子，不培福祉，福祉何来，又不惜福，不知足，焦虑过度，心神不养，风为百病之长，心动则五脏六腑皆摇啊。

大家都在默默沉思。恰好在此时，来了一位女性，43 岁，颈椎疼痛，颈部酸紧，右侧手指麻木 1 月余，出汗，不怕风，怕冷，口不干，腰酸，腿不软，饮食、二便、睡眠正常，舌红，舌尖略细，脉沉。老师笑着说道：这不就是柔痉吗，说什么就来什么。

诊断：柔痉。患者平常容易出汗，颈部疼痛，并影响到右侧上肢，说明足太阳膀胱经为风寒之邪所扰。

治法：祛除风寒，通畅经络，扶正祛邪。

用方：栝楼桂枝汤加减。处方：

桂枝 12 克	白芍 30 克	生姜 12 克	大枣 30 克
炙甘草 12 克	栝楼根 30 克	葛根 30 克	威灵仙 30 克
防风 15 克	龟甲 30 克	骨碎补 30 克	伸筋草 30 克

老师讲到栝楼与瓜蒌的区别，栝楼是植物的全株，而瓜蒌是植物的果实。而在这里用的栝楼根，补阴养经络，舒筋活络，配合龟甲、骨碎补加强督脉、膀胱经的作用，这里不忘加上祛风药，风为百病之长，防风是常用药。葛根是必用之药，改善膀胱经肌肉痉挛，与桂枝同用有引血上行、濡润经络的作用。老师每天忙碌在各个医院和社区门诊，认真地、精心地为每一位患者解除病痛，既在救人命，又在调人心性，我们都佩服老师的大医精诚。

今天收获多多，感谢老师的细心教诲，庆幸自己这么幸运，碰见这么好的老师，当所学多用，方能将所学回归社会，服务众生，广行天下。

（雷　琰）

2022 年 3 月 3 日　星期四　多云

内外合邪能致癌　合病合方已出彩

今天跟诊的距离比较近，在西安莲湖秦华中医医院。我和师弟许成君不慌不忙地来到了师父诊室。当看到第 4 位患者薛先生时，师父把手中的笔往桌子上一放说，这个患者有看头，病情复杂，他是"内外合邪致癌论"的现实表现。这是我又一次听师父说到的新名词，原由何来？

薛先生，66 岁，内蒙古人。2021 年 8 月 5 日初诊（网诊）：以咳嗽气短、咳白痰，时稀时稠，大便干，胃脘胀满 2 个月，失眠抑郁 2 个月（靠安眠药助眠）就诊。既往有肺纤维化，类风湿关节炎，腰疼，胃炎及胃低级别上皮细胞内瘤变，红斑狼疮，多发性骨髓瘤史。2021 年 6 月 27 日电子肠镜示结肠癌，胃镜病理活检示：胃窦小弯中度慢性胃炎，活动度I°，腺体呈低级别上皮瘤变，升结肠中分化腺癌。舌红，苔薄。

辨病：肠痈、失眠、阴阳毒。用三物黄芩汤、大黄牡丹汤、交泰丸、升麻鳖甲汤合方。处方：

生地黄 50 克	黄芩 15 克	苦参 15 克	大黄 12 克
牡丹皮 15 克	炒桃仁 15 克	炒冬瓜仁 30 克	薏苡仁 30 克
败酱草 30 克	大血藤 30 克	蒲公英 30 克	黄连 15 克
木香 12 克	肉桂 10 克	地榆 30 克	槐米 30 克
防风 10 克	栝楼 30 克	升麻 30 克	醋鳖甲 15 克
当归 12 克			

30 剂。

2021 年 9 月 2 日二诊：患者诉服药 20 天便通，停药两天大便难，左下胁痛，腰疼，舌暗，脉沉。续上方 30 剂。

2021 年 10 月 7 日三诊（网诊）：停药则便难，睡眠障碍，服安眠药仅睡 4 小时，腰胯痛无定处，地塞米松片两月来由原来每天 6 片减到每天 4 片，食欲亢，情绪亢奋，手脚冰凉，目胀，舌红苔薄，上方加夏枯草 30 克，独活 20 克，30 剂。

2021 年 11 月 4 日四诊（网诊）：通便不上火，睡眠仍需安眠药，吃冷肠鸣腹胀，且慧昼安，左脚心麻，舌苔白厚。上方加杜仲 15 克。处方：

生地黄 50 克	黄芩 15 克	苦参 15 克	大黄 12 克
牡丹皮 15 克	炒桃仁 15 克	炒冬瓜仁 30 克	薏苡仁 30 克
败酱草 30 克	大血藤 30 克	蒲公英 30 克	黄连 15 克
木香 12 克	肉桂 10 克	地榆 30 克	槐米 30 克
防风 10 克	栝楼 30 克	升麻 30 克	醋鳖甲 15 克
当归 12 克	杜仲 15 克		

30 剂。

2021 年 12 月 20 日五诊（网诊）：肠鸣，失眠，乏力，脚麻脚肿，舌苔厚。师父在上方基础上又加了知母 15 克，杏仁 20 克。

今天网诊，已是六诊：下肢凉，干燥脱皮，食可，肠鸣，口稍干，食后腹痛时作，便干，眼袋突出，激素已减为每天 2 片，舌红，苔白厚黏腻，自觉服颗粒剂效可。用薏苡附子败酱散、己椒苈黄丸加味（颗粒剂）：

黑附片颗粒 15 克	生薏苡仁颗粒 50 克	败酱草颗粒 30 克
防己颗粒 15 克	花椒目颗粒 10 克	葶苈子颗粒 20 克
大黄颗粒（后下）10 克	防风颗粒 10 克	土茯苓颗粒 30 克
升麻（大三叶升麻）颗粒 30 克	醋鳖甲颗粒 10 克	当归颗粒 10 克

10 剂。

纵观病因病机：类风湿病是感受风寒湿外邪滞留关节而致病，患者在矿厂工作，致肺纤维化，吸入外邪尘埃引起肺气不宣，所以咳嗽、气喘、吐痰，再加上感受外邪风寒邪气而致病；系统性红斑狼疮为阴阳毒病，失眠为心经热邪上扰神明，心火不降，肾水不升；三焦气血逆乱为内因致病；胃炎及胃内低级别上皮瘤变则为内外因协同致病；多发性骨髓瘤、结肠癌则为风邪入里加上痰、热、瘀、寒、虚等因素混合致病。本患者为内因、外因，不内外因共同致病之结果。这才让我真的明白了师父所说的"内外合邪致癌论"之缘由。

三物黄芩汤出自《金匮要略·妇人产后病脉证治第二十一》:《千金》三物黄芩汤：治妇人在草蓐，自发露得风，四肢苦烦热，头痛与小柴胡汤，头不疼但烦者，此方主之。药味不多，只有三味，生地黄，黄芩，苦参。功效专著，具清热解毒、养血滋阴之用，主要用于风邪入里化热，四肢烦热，是师父治疗肠道及腹腔肿瘤风邪入里化热的常用方剂。

大黄牡丹汤出自《金匮要略·疮痈肠痈浸淫病脉证并治第十八》:"肠痈者，少腹肿痞，按之即痛如淋，小便自调，时时发热，自汗出，复恶寒，其脉迟紧者，脓未成，可下之当有血，脉洪数者，脓已成，不可下也，大黄牡丹汤主之。"其中少腹肿痞、按之痛如淋，脓未成，不就是结肠肿瘤、结肠癌吗？此方具泄热破瘀、消肿散结的作用，是治疗结肠癌和盆腔炎症的好方子。交泰丸可以交通心肾，解决水火升降问题。

升麻鳖甲汤出自《金匮要略·百合狐惑阴阳毒病脉证并治第三》："阳毒之为病，面赤斑斑如锦纹，咽喉痛，唾脓血，五日可治，七日不可治，升麻鳖甲汤主之。"师父此处用的升麻鳖甲汤是针对系统性红斑狼疮的方剂，因为系统性红斑狼疮属于阴阳毒啊。

薏苡附子败酱散出自《金匮要略·疮痈肠痈浸淫病脉证并治第十八》："肠痈之为病，其身必甲错，腹皮急，按之濡，如肿状，腹无积聚，身无热，脉数，此为肠内有痈脓，薏苡附子败酱散主之。"文中所言，其身必甲错，腹皮急，按之濡，如肿状，就是肠道恶性肿瘤的突出表现啊。腹无积聚、身无热预示结肠癌晚期伴局部感染可引起发热，脉数。张仲景说"脉数不时，必生恶疮"。薏苡附子败酱散具有排脓消痈、温阳散结、解毒消肿的功能。其中，薏苡仁利湿消肿抗癌，败酱草解毒消肿，可化脓血为水以抗癌，附子温阳散结、消癥瘕以抗癌。

已椒苈黄丸出自《金匮要略·痰饮咳嗽病脉证并治第十二》："腹满，口舌干燥，此肠间有水气，已椒苈黄丸主之。"本方泄热通便逐水，专治水饮内停，水走肠间，辘辘有声。师父用此方是针对肠鸣。

至此，我终于明白了恩师王教授讲的"内外合邪致癌论"的道理和合病合方的原因了。此患者看诊历时半年余，如此复杂疑难之病，仅一次面诊，五次网诊，纯用中药，而得如此疗效。夫复何求？

（吴华生　许成君）

2022年3月6日　星期日　晴

今朝跟师学无涯　一日看尽长安花

昨天跟了师父三个地方的门诊，师父还开玩笑说你来西安第一天就"一日看尽长安花"啊，我们都笑了。晚上很晚才总结完。今早一起床，累，困，乏，但想到今天的门诊还有那么多未知的病例等着老师抽丝剥茧来分析，并灵光一现开出处方，我马上精神抖擞爬起来，坐地铁到"益群堂中医门诊部"。赶到时，师父已经看了4个患者，我很不好意思地坐下来。心情还没平复，就看到一典型病例。

沈女士，76岁，咸阳市人。2019年6月24日初诊：患者患有子宫内膜癌，侵犯肌层深度大于1/2，肺结节，阴道出血两月余，面容虚浮，口干，阴道出血多，乏力，舌红苔黄，脉沉。用方：海茜汤加海白冬合汤。处方：

海螵蛸 30 克	茜草 12 克	人参片 15 克	白术 12 克
当归 12 克	土茯苓 30 克	天花粉 20 克	海浮石 30 克
白英 30 克	五味子 6 克	独活 20 克	烫骨碎补 20 克
生地黄 30 克	桑寄生 15 克	姜半夏 12 克	麻黄 9 克
大枣 10 枚	王不留行 30 克	续断片 15 克	绵马贯众 20 克

21 剂。

2019年7月14日二诊：口干明显好转，出血量减少，乏力减轻，汗出，舌红苔黄，脉沉。辨证：气血瘀滞，痰热壅肺。续服上方18剂。

2019年8月4日三诊：服药第二周后，症状明显减轻。现汗多，乏力，面黄，舌红，脉弱。用上方26剂；后陆续坚持服药3年，总计诊疗18次。

2022年3月6日十九诊：有下列检查结果，2021年11月18日CT盆腔平扫未见明显异常。2021年12月10日MRI提示：①宫颈黏膜增厚。②子宫多发肌瘤。③宫腔内异常信号影，考虑少量积血。④宫颈囊肿。⑤腰4椎体异常信号影，考虑血管瘤。拿报告给医生看，都怀疑她是不是得过此病。

刻下症：自觉臀部疼痛3个月，起床则甚，活动后则减轻，服西药无效，舌红苔黄，脉细。处方：

海螵蛸 30 克	茜草 12 克	人参 15 克	白术 12 克
土茯苓 20 克	当归 12 克	天花粉 20 克	海浮石 30 克
白英 30 克	北五味子 6 克	独活 20 克	烫骨碎补 20 克
生地黄 30 克	桑寄生 15 克	姜半夏 12 克	麻黄 9 克

大枣 10 枚　　　炒王不留行 30 克　　续断 15 克　　绵马贯众 20 克

威灵仙 30 克　　薏苡仁 30 克　　　秦艽 15 克　　杜仲 15 克

28 剂。水煎服，每日两次。并预约下次就诊。

本患者坚持 3 年纯中药治疗，到今天西医检查，基本痊愈，何以获此疗效呢？

《金匮要略·妇人杂病脉证治第二十二》："妇人之病，因虚、积冷、结气，为诸经水断绝。至有历年，血寒积结胞门，寒伤经络。凝坚在上，呕吐涎唾，久成肺痈，形体损分；在中盘结，绕脐寒疝；或两胁疼痛，与脏相连；或结热中，痛在关元。脉数无疮，肌若鱼鳞，时着男子，非止女身。在下未多，经候不匀。令阴掣痛，少腹恶寒，或引腰脊，下根气街，气冲急痛，膝胫疼烦，奄忽眩冒，状如厥癫，或有忧惨，悲伤多嗔。此皆带下，非有鬼神。久则羸瘦，脉虚多寒。三十六病，千变万端，审脉阴阳，虚实紧弦，行其针药，治危得安，其虽同病，脉各异源，子当辨记，勿谓不然。"

根据本条，师父认为子宫内膜癌与寒邪关系密切。寒邪入侵胞宫是本病重要的病因，现代妇女衣着趋于单薄，饮食常喜冰凉，工作、生活接触寒冷的机会多，又缺乏传统的经期、孕期、哺乳期保暖意识，以及滥用抗生素等寒凉药物，均可造成寒邪入侵胞宫。寒主收引凝涩，寒入胞宫，常年累月，必然影响气血津液运行而致气滞血瘀，津聚成痰，痰瘀交阻，则形成肿块。病程日久，寒渐化热，进而又能耗伤阴血，形成寒热错杂痰瘀交阻兼有气机不畅的复杂病机。另外产后血虚，风邪入里，日久化热伤阴，加之此人素体较胖，痰热内生，湿热下注，容易导致阴虚湿热相混，难分难解。还有肝气郁结，所愿不遂，情志不畅，导致气血津液运行受阻，凝结成块，子宫内膜癌由此发生。

3 年来的诊疗处方以四乌鲗骨一藘茹丸为主方。此方活血化瘀通经，治气竭肝伤。脱血血枯，妇人血枯经闭，丈夫阴痿精伤。以四乌鲗骨一藘茹丸，二物并合之，丸以雀卵，大如小豆，以五丸为后饭，饮以鲍鱼汁，利肠中及气伤肝也（乌贼骨四两，茜草一两）。海螵蛸（乌贼骨）壮骨补肾益精，收敛止血，软坚散结；茜草活血止血，涩中有通。"血枯"王师理解就是盆腔恶性肿瘤。可见此方补泻兼施，符合子宫内膜癌本虚标实、血瘀成积的病机。

2022 年 3 月 6 日本患者就诊，因刻下症有腰腿疼，故加大独活剂量，和秦艽加强祛风之力。关节僵硬疼痛加薏苡仁，既利湿又养阴，非常适合燥湿相混的病机。土茯苓利湿解毒。杜仲、续断、骨碎补、桑寄生补肝肾、壮筋骨，天花粉是直接杀伤绒毛膜上皮细胞癌细胞的药。人参、白术益气，当归养血润燥，白英清热解毒、抗癌利湿，配以海浮石化痰散结，麦冬、百合等药滋阴化痰软坚。贯众清热解毒。诸药合用，活血行气止痛，扶助正气。再加上患者坚定的治愈信心，而获全功。

从这则病例可看出师父将理论与临床密切结合，辨证与辨病相结合，患者与医者互相信任，才是获效的根本。《内经》（黄帝内经，下同）云：言病不可治者，未得其术也。师父看病一切为患者着想，抓住病因病机核心，一切疑难杂症皆有办法，也诚为我辈终身学习的榜样。

（杨保社）

2022 年 3 月 30 日　星期三　晴

胰腺癌是癌中王　坚持四年近安康

薛某，男，64 岁，西安市人。2019 年 4 月 1 日到西安天颐堂中医医院于师父处就诊。主诉：胰腺癌术后一月余。CA125:63.71U/mL，口服替吉奥。舌暗红，苔薄脉沉弦。柴胡桂枝干姜汤加减。处方：

柴胡 12 克	桂枝 10 克	干姜 6 克	红参 10 克
枳实 15 克	苍术 12 克	茯苓 12 克	薏苡仁 30 克
姜半夏 18 克	白芍 30 克	夏枯草 30 克	甘草 10 克
垂盆草 30 克	金钱草 30 克	厚朴 15 克	砂仁 6 克
黄连 10 克	炒蒺藜 30 克	炒白术 12 克	田基黄 15 克

山楂 12 克

26 剂。水煎服，每日 1 剂。

2019 年 4 月 28 日二诊：眠差，舌淡，苔薄白，脉滑。上方有效，继服 30 剂。

2019 年 7 月 5 日第三次化疗后，睡眠正常，头晕，乏力，食可，大小便正常，舌红苔薄白，脉滑。CA125（－）。上方加天麻，25 剂。

2019 年 8 月 5 日第四次化疗后，舌淡，苔薄白，脉滑。上方有效，继服 30 剂。

2019 年 9 月 6 日第五次化疗后，舌淡胖，苔白，脉滑。有效。上方继服 30 剂。

2019 年 11 月 29 日，头晕，舌红，苔薄，脉滑。上方继服 10 剂。

2020 年 1 月 1 日，食不适则胸部如堵，并有厌食，苔白，脉弦，上方夏枯草改鸡内金，10 剂。

2020 年 10 月 31 日，无不适，舌淡红苔薄白，脉弦。上方 30 剂。

2021 年 10 月 4 日，只在化疗期间口服替吉奥，现已两年七个月，形如常人，舌红苔染黑，食可，多梦，二便如常，脉弦滑。上方去田基黄、山楂，10 剂。

2022 年 3 月 30 日，照上方取药，续断服用一年半至今，无不适，舌红，苔黄，脉滑。上方加土贝母 20 克，瓦楞子 30 克，海蛤壳 30 克。30 剂。

《伤寒论》："伤寒五六日，已发汗而复下之，胸胁满，微结，小便不利，渴而不呕，但头汗出，往来寒热，心烦者，此为未解也，柴胡桂枝干姜汤主之。" 师父现在将其用于治疗胰腺癌，屡显奇效。跟师父的几日学习，我对于经方治疗癌症有了新的认识。我是学的中药学专业，熟悉每味中药的性味归经、主治功效等，而在治疗疾病上运用每味药只是单兵作战，忽视了经方治疗疾病这团队作战的强大威力。师父说："团队攻敌作用强于单兵对敌。" 使我更加坚信了跟师学医的重要性。人生是不断的自我修行，而学习中医要不断地跟师研行！

（于建刚）

王三虎教授点评：

我用黄连汤或柴胡桂枝干姜汤治疗胰腺癌都是在"寒热胶结致癌论"范围内而论的。这个病案是诸多案例之一，中西医结合治疗，患者坚持了 3 年，效果良好。不仅患者及家属满意，我也欣慰，秘传弟子更是耳闻目染，信心满满。内容虽有流水账之嫌，但这可能正是许多读者想看到的"原生态"。"我虽丑，我自信。"

2022 年 3 月 31 日　星期四　晴

条文排列有意义　《金匮要略》多启迪

今日，在西安中保堂，因为是疫情期间，又是师父第一次在此地出诊，病患还未到之时，面对我和刚入群的于建刚师弟以及两个医助，师父借空插针，侃侃而谈。

"风生水起"。师父认为，张仲景还是懂得顺应潮流的。迫于当时特别流行五行学说，所以在《金匮要略》第一篇第一条，拿五行、五脏举例，从而引出治未病的话题。所以，《金匮要略》第一篇第二条，马上话锋一转，4 次讲到风邪或邪风。第三条，又讲到留饮。师父说，这是"风生水起"啊！人体 60% 是水分，都是水液代谢，津液分布异常，首先表现为人体津液不足，经脉失养。这就有了，津液不足的"痉病"用栝楼桂枝汤，用天花粉；"痉病"用葛根汤。人体津液分布不均匀，这一方面成为"痉病"，那另一方面津液凝聚就成为"湿"，当然不同人表现不同。

如果痉和湿混在一起，燥湿相混就慢慢成了癌症的主要病因病机。"风邪"还可一层层透过皮肤、肌肉、筋脉到骨髓。如果"痉、湿"病是伤及皮、肉、筋的话，那"百合病"就进一步了，是风邪到了血脉以后，血脉紊乱了，风起云涌，风邪进入以后造成血液分布不均匀，分布面广，症状怪异多端，这就成了《金匮要略》第四个病"百合病"，"百脉一宗，悉致其病也"。其朴素的道理，就是一会供血多了，想食，一会供血少了，不想吃了。百合病就是病在百脉，病位不定，邪在血脉之间。用百合地黄汤治疗，平其百脉，凉其百脉，和其百脉。

邪能不能到骨髓呢？《伤寒论》第 11 条"病人身大热，反欲得衣者，热在皮肤，寒在骨髓也；身大寒，反不欲近衣者，寒在皮肤，热在骨髓也"。什么意思呢？意思是说我主要是讲了六经病、由浅入深的演变过程及对策，而直接邪入骨髓的，也有吗？也有，但讲不了那么深了，这种病不常见，经验也不足，提一下，留给后人研究吧！我们现在讲脏腑辨证，"脑、髓、骨、脉、胆、女子胞"，难道不是脏腑吗？只讲五脏辨证，难怪效果不好。风邪侵入人体，难道只是由表入里，由浅入深吗？不！风邪入里，最常用的通道是"九窍"。窍者，窟窿也！俗语常说"空穴来风"。风邪从九窍而入，而且长期盘踞在九窍，导致一系列问题，这就是"狐惑病"，和百合病一样，病位无固定脏腑，此时应抓住病的来路，也就给病的去路提供了方向。

仲景抓的是"九窍综合征"。风邪入里，还没聚集在一个脏腑时，就成为"毒"，风毒、水毒，都是毒，化热就成热毒。泛化到外面——阳毒；深入到里面——阴毒，合起来就是"阴阳毒"。总的来说痉、湿、暍、百合、狐惑、阴阳毒，就是很多病的前期病变，都是小病，某种意义上讲是"未病"，即未成为大病的未病。仲景之所以把前六个病放前面，就是用实际内容教我们治未病！师父就是用此思维方式把条文串到了一起。翻阅古今典籍，能有次开拓思维的，无出一人也！

论肿瘤。《金匮要略》第一章第四条、第五条讲的是肿瘤。"师曰：病人语声寂然，喜惊呼者，骨节间病；语声喑喑然不彻者，心膈间病；语声啾啾然细而长者，头中病。""师曰：息摇肩者，心中坚；息引胸中上气者，咳；息张口短气者，肺痿唾沫。"这两条症状描述，多半肿瘤问题。

十八病、五劳七伤。"问曰：阳病十八，何谓也？师曰：头痛、项、腰、脊、臂、脚掣痛。阴病十八，何谓也？师曰：咳，上气，喘，哕，咽，肠鸣，胀满，心痛，拘急。五脏病各有十八，合为九十病。人又有六微，微有十八病，合为一百八病。五劳七伤六极，妇人三十六病，不在其中。清邪居上，浊邪居下，大邪中表，小邪中里。馨饪之邪，从口入者，宿食也。五邪中人，各有法度：风中于前，寒中于暮，湿伤于下，雾伤于上，风令脉浮，寒令脉急，雾伤皮腠，湿流关节，食伤脾胃，极寒伤经，极热伤络。"

师父说，"十八"病，只讲六个，为什么？举一反三嘛。言外之意，辨证论治很重要！辨病论治更重要！就害怕你们理解成六经辨证统辖一切。害怕你把颈椎病、腰椎病、肩周炎，都当成痹证简单治疗。每个病都有它的特点，每个病都是独立的病。"五劳七伤"，是什么？历代论述都是讲字面之意。孙思邈把"七伤"放在"补肾"篇来讲。约四十个补肾方都治七伤。前胡此药用在了 5 个方子里面，前胡治疗七伤，说明有补性。不光以前胡名方，含有前胡的方剂就四五个。石韦也是，大大超出了我们的认知，对我们都有启发。所以是谁蒙蔽了我们的双眼？是谁呆滞了我们的思维？

讲猪苓汤。师父讲，猪苓汤与桂枝汤并列。桂枝汤是《伤寒论》第一方，在外得之，解肌和营卫；在内得之，补虚调阴阳。猪苓汤是《金匮要略》第一方，绝不是简单的利水剂。它的靶向药器官是小肠！我们都知道心火下移小肠用导赤散。小肠有病，师父有诗云"小肠小肠我爱你，后天之本因有你，五脏六腑都重要，要数长度数第一，小肠小肠我爱你，抵御外邪如藩篱……"

脏腑之中，小肠最长。小肠才是真正后天之本。吸收营养，分清泌浊，多么重要。太阳经为御敌之藩篱，足太阳膀胱经，抵御外邪，手太阳小肠经也是啊，不能顾此失彼啊！举例：胃肠型感冒，外邪侵犯腹部，直接影响到小肠。所以腹部受凉后，腹痛腹泻，这也是太阳表证的一部分啊！

短短 40 分钟的侃侃而谈，振聋发聩，师父把自己对经典的认识，去掉书生气，去掉学界凡俗礼节，从社会心理因素入手，既重视一方一药，又重视宏观思维；既重视临床，又重视理论。还要会读书、看病、写文章。写文章，一声雷，天下响，是把自己的思想传达出去的最好方式……病号来了，师父又忙了。

师父是一本书，让我们发掘品读吧！

（杨保社）

杨保社简介：

1998 年毕业于河北医科大学中医专业，全科医学（中医类）中级（主治医师）。2001 年取得执业医师资格。2017 年取得执业中药师资格。中国工程院院士、第二届国医大师石学敏亲传弟子；第三届国医大师李佃贵亲传弟子；广安门医院博士研究生导师何庆勇教授亲传弟子。2021 年成为王三虎教授秘传弟子。跟诊至今，受益良多。

2022 年 4 月 3 日　星期日　晴

风轻云淡地畅谈　皆是临床真灼见

跟诊于师父，我又忙碌了 3 天，早出晚归，像绷紧的发条，每天都有六七十个患者，为了多学东西，多收录几个病例，时不我待，手、眼、脚、嘴、脑并用，也豁出去了。再看一下师父，风轻云淡，如元帅坐镇中都，和患者谈笑风生，偶尔也开玩笑，患者笑得前仰后合。再看辨证，丝丝入扣，如金庸笔下的绝世高手"风清扬"，"独孤九剑"无招胜有招，狠稳准，靶向开出一张张处方，在我们看来，是那样得信手拈来，那样得踏雪无痕。

空隙间的医论杂谈，透出师父的真知灼见，虽然是他老人家的不经意间流露。在此列举几点：

一、理论

1.《张氏医通》关于腰酸、腰软、腰胯痛等诸多综合论述，超出张璐前代的认识，可参考学习。并指出张璐、张景岳、张锡纯等是真正的临床大家。

2. 心动，则五脏六腑皆摇。

3. 虚坐努责——形容某些肠道和肛门的疾病，便意频繁，但却排不出大便的现象，多因邪滞气虚所致，出自《丹溪心法·痢》，描述是：其或气行血和积少，但虚坐努责。证名。时时欲便，但登厕努挣而不排便。因痢久伤及阴血所致。其或气行血和积少，但虚坐努责，此为无血证。倍用当归身尾，却与生芍药、生地黄、生桃仁佐之，复以陈皮和之，血生自安。

4. 医者，意也。善于用意，即为良医——孙思邈《千金翼方·针灸上》释义："医者意也。"并非神秘莫测的唯心论的东西，它是经过长期深入钻研中医学理论和临床，勤于思考，才能达到的境界，也是一个临床医生必须练就的一项基本功。

5. 仲景论水。一病例，用"当归芍药散"——血水互结，血化于水。根据水血互结的理论应用当归芍药散。在生理上，水血本同源，相济并倚行。在病理上，《金匮要略·水气病脉证并治第十四》："经为血，血不利则为水。"又："经水前断，后病水，名曰血分，此病难治；先病水，后经水断，名曰水分，此病易治。"指出了水血并病先后辨证的关系。

唐容川在《血证论》中根据"血积既久，其水乃成""水虚则血竭"的病理基础，强调"血病不离乎水""水病不离乎血"的病理关系。日本长尾善治通过研究认为"瘀血形成不单有血循环的障碍，同时也有水代谢障碍"，这些古今研究，说明血和水在病理上具有"瘀阻则水停，水蓄则血凝"的关系，此水血相关病理联系在妊娠病中屡见不鲜。

从活血与利水的关系上看，活血促利水，利水促活血，前者如大黄甘遂汤、当归芍药散，后者如桂枝茯苓丸。现代研究证明，利水药能消除水肿或腹腔积液，减轻心脏负荷，有助于纠正心衰，改善血液循环，从而促进瘀血消除。活血药具有溶解血凝块、吸引水解物入血和降低血液黏稠度等作用。

当归芍药散由当归、芍药、川芎、泽泻、茯苓、白术 6 味药组成，其中当归、川芎、芍药为血分药，有补血活血之功；泽泻、茯苓、白术为气分药，有健脾化湿利水之作用。故《勿误药室方函口诀》云："此方主治妇人腹中疠痛而兼和血利水之效。"本方有活血利水之功，故可用于血不利则为水之慢性肾炎、肝硬化腹腔积液、肝肾囊肿、卵巢囊肿、血栓性静脉炎等病。

6.《金匮要略》第一章，"问曰：寸口脉沉大而滑，沉则为实，滑则为气。实气相抟，血气入脏即死，入腑即愈，此为卒厥。何谓也？师曰：唇口青，身冷，为入脏即死；知身和，汗自出，为入腑即愈。""卒厥"讲卒死的脉象。有些脉可预知人的生死，至少此条文有这一说。

7."抵当汤"，抵当之意，第一个字"抵"，就是"值"，第二个字"当"，就是非常适合，非常适当，非常精准，与价值相符。价格与价值相抵，值得称赞，不是一般药。一是药少，二是适合的证候少，三是力量大。只有这种药一者快效，二者药少，价格与价值相符。

8.为什么叫"当归"？《本经》（《神农本草经》，下同）说其主咳喘。其意为"肺气"当归"于肾"，肺和肾共同完成呼吸的功能，当归能让肺气下行于肾。如：百合固金汤（百合固金二地黄，玄参贝母桔甘藏，麦冬芍药当归配，喘咳痰血肺家伤。来源于《医方集解》）；张景岳，治咳嗽用"贞元饮"，只有熟地黄、甘草、当归三味，用于治疗"元海无根，亏损肝肾"引起的虚喘。药虽简单，但疗效突出，乃至张景岳先生称"用此饮以济之，缓之，敢云神剂"。陈修园的"三字经"说"卤莽辈，只贞元"。此两个名方，都说明当归治咳喘。另外，古代把贞元饮看成最简单的止咳方，我们现在应该把它拾起来，就像现在我们忽略了风邪入里可致各种疾病，忽略了疏散外风可以治疗各种顽疾。

9.为什么叫"越婢汤"？越过"脾"（"脾"通"婢"）说话，别老拿脏腑说事。张仲景此是矫枉过正。越婢汤治风水，别老拿"脾"说话，直接"散风水"就行。越婢加半夏汤治疗目肿如脱，所有药都是治水气的，没有哪味药健脾利湿。

10.从时代背景看医著、医方。①越婢汤，起名字也是顺应时代潮流，当时五行脏腑学说流行，此说似有所指。②还有如孙思邈，《备急千金要方》除《大医精诚》和《大医习业》，把妇人放在首篇（卷三），是迎和武则天当女皇前后，顺应社会女性地位空前高涨的潮流。正如鲁迅所谓："武则天当皇帝，谁敢说男尊女卑。"

11."学一方容易，但把握全局的能力，不是一个方子可解决的，这是一种不断创新、不断知识更新的能力，这种能力的培养更重要。亦步亦趋可矣。"

12."孙思邈《大医精诚》《大医习业》是对张仲景医德思想的继承和发展。"

二、临床典型病例

汪先生，36 岁。2020 年 7 月 4 日初诊：膀胱癌行切除术后 6 年。舌红，脉数。方用小蓟饮子合桃核承气汤，25 剂。

2020 年 8 月 1 日二诊：面黄，尿道口、睾丸刺痛不适，少腹下坠，感冒易诱发，上大学就有这个现象，易怒，右胁痛，舌暗红，脉弦。抵当汤证谛也。

处方：

水蛭 12 克　　　虻虫 6 克　　　桃仁 15 克　　　大黄 10 克

7 剂。

2020 年 9 月 5 日三诊：症状明显减轻，面黄，右胁下不适，易怒，尿黄，流黄涕，脉弦。上方加柴胡 12 克，黄芩 12 克，半夏 12 克，党参 12 克，石膏 30 克，白芷 12 克，菊花 12 克，甘草 12 克。14 剂。

2020 年 11 月 7 日来诊，上方加百合、滑石。后又几诊，用药基本同前。

2022 年 4 月 2 日来诊：无明显不适。仍守前方。医患畅谈抵当汤的妙处。师父就是此时告诉我们为什么叫抵当汤。

三、用药

1. 滑石，有分利功能，可分利湿热，分利寒热，对胃有靶向作用。《神农本草经》谓滑石："荡胃中积聚寒热，益精气。"

2. 党参和人参相比，党参更"补中焦，补血"。其他药不可互替，仅用小柴胡汤时，权且党参代替人参。人参，用于急救抗癌。

3. 夏枯草，疏肝清热散结，无副作用，常用于甲状腺结节。

4. 昆布、海藻，古代用治瘰疬，但为什么师父治疗甲状腺结节常常不用呢？主要是近十几年来，全民推广碘盐，全民补碘太多，受了影响。但两药不能和补碘等同。

（1）如果热象不明显，可以用两药。

（2）最近一年来，师父常用于妇科良性肿瘤。

（3）《神农本草经》谓海藻味苦，寒，主治瘿瘤气，颈下核，破散结气，痈肿，癥瘕，坚气，腹中上下鸣，下十二水肿。

（4）体内碘多的甲状腺患者，用后甲状腺有疼痛。

5. 李可老大夫说"阳气不到者即为寒"。师父说"阳气分布不均匀就是病"。升麻鳖甲汤的面赤斑斑如锦纹，为什么？身上阳气都集中到上面去了，底下肯定凉了，用花椒引热下行。金匮肾气丸也是一样的意思，少量桂、附引火归原。

6. 商陆的应用。师父认为商陆是利水很好的药，用量在 12 ~ 40 克。依据《伤寒论》第 395 条："大病瘥后，从腰以下有水气者，牡蛎泽泻散主之。"病例：翟女士，57 岁。直肠癌术后下肢水肿，多次来诊，炙商陆用到 40 克。效果不错，无不良反应。

这三天来我又收获满满，每天都是被师父洗脑式的思维洗礼、创新的理论熏陶。伸个懒腰，明天继续，再接再厉！

（杨保社）

2022 年 4 月 13 日　星期三　晴

奔豚气病不少见　多方合一有新说

今日在天颐堂中医医院四楼，我跟随师父门诊，患者依然是挤满了候诊大厅。跟随师父半年以来，我看到接诊的大都是肿瘤患者，今天第二位患者却是一个两年多来西医检查不出毛病的特殊患者。

白女士，58 岁，主诉：肚脐周围痛，时不时感觉肚子里有股气在窜，感觉气冲咽喉 3 年。师父随即说："这就是奔豚。"此刻我更好奇师父如何给这位检查不出病的患者诊疗。望面暗黄，舌暗红，苔黄腻。问诊：自觉脚背冷痛，偶尔便秘，腹痛如厕，便后痛减。

师父对我们几个跟诊的学生讲："此病为惊之所得，心气散乱，心动则五脏六腑皆摇，上虚而乘之，先解决气机的问题，后解决实、瘀。"诊其脉弦滑。通过辨病辨证，方予奔豚汤、小柴胡汤、柴胡加龙骨牡蛎汤加味，处方：

柴胡 15 克	黄芩 12 克	姜半夏 20 克	党参 12 克
大枣 60 克	甘草 10 克	生龙骨 15 克	煅牡蛎 20 克
茯苓 30 克	桂枝 20 克	油肉桂 10 克	葛根 20 克
怀牛膝 30 克	珍珠母 30 克	陈皮 50 克	竹茹 15 克
白芍 15 克	川芎 12 克		

方义：方中柴胡清肝热、降逆气、止奔豚，配伍黄芩，清郁热；川芎、芍药养血调肝养肝；陈皮、竹茹、葛根、半夏升清降浊、和胃降逆、理气止呕；怀牛膝通络散瘀；珍珠母安神定惊；党参、甘草益气和中，调和诸药。诸药合用调肝降逆，理气和中，安神定惊。

奔豚汤，出自《金匮要略》。具有疏肝清热、降逆止痛之功效，主治由惊恐恼怒，肝气郁结，奔豚气上冲胸；肝胃不和，气逆上攻，胁肋疼痛，噫气呕呃。这个患者师父花了诊治几个患者的时间，边给我们讲解，边和患者沟通聊天，师父风趣地说："癌症好治，这小病还得多用心，治病就像打仗，敌人多了，我可以派千军万马消灭，这小毛贼不留心还抓不住。"心病还须心药医，我深切地体悟到了师父为救治患者的良苦用心。最后看到患者热泪盈眶地自语："这次遇到救星了，我吃完药就再来看。"

（卢晓华）

王三虎教授点评：

奔豚气是《金匮要略》中最早提出辨病论治方证对应的疑难病之一，也是《金匮要略》内容最少的章节。奔豚气呢，病因是惊。惊则气乱，首先导致的是心气散乱。主不明则觊觎君主之位者众。群魔乱舞，犯上作乱。所以，寒热并见、互不兼容者有之，奔豚汤证是也；君主衰微、寒气上冲者有之，桂枝加桂汤是证也；阴霾弥漫，浊浪滔天者有之，茯苓桂枝甘草大枣汤证是也。

事实上，奔豚病的病因并不局限于惊。人的心似海深。羡慕嫉妒恨，怨嗔急躁烦，世上诸多事，庖公解牛难。心气若散乱，逆气必上窜。这一类心理疾病，光用这几个方子有的有效有的无效，需要探讨的地方很多。我在临床，少数用原方，多取其意而不泥其方，取效多多。2022年4月5日就有网络弟子来信："师父您好，这次真心感谢您，帮我度过一劫了，才喝了两天药，气冲上头就消除了，简直药到病除，用药如神！"

其实我是将奔豚汤、柴胡加龙骨牡蛎汤、苓桂术甘汤加味。仲景的奔豚汤中李根白皮不好找，柴胡可代之。奔豚汤证条文中"往来寒热"、柴胡加龙骨牡蛎汤证条文中"胸满烦惊"可资依据。重用桂枝，酌加龙骨、牡蛎、珍珠母，此外枳实、厚朴、栀子、神曲、麦芽都是理气解郁之良品。

2022年5月3日　星期二　晴

临床跟诊学经方　会心一笑心眼亮

月初来临之际，便是我跟随师父临床学习的日子。记忆追溯到4年前，一个偶然的机会，我看到了师父讲解经方治病的视频。画面中的老师气场强大，有根有据地讲着他经方治病的医案，伤寒条文随口而出，"接地气"且实在，他充满智慧的话语吸引了我。我立刻萌发了拜师的想法，随后我就进入了师父的网络弟子学习班。

通过渐渐了解经方，加上师父的教导，越学越觉得妙不可言，我便在心里下定决心，一定要熟谙经方。于是，便开始努力背诵《伤寒论》，我用了近两年，背完了《伤寒论》，功夫不负有心人，2021年年底我终于有幸成为师父的秘传弟子。跟诊至今，我见到师父诊疗的患者，几乎都是疑难病例肿瘤患者。我在这个过程中，结合师父所讲的"风邪入里成瘤说""寒热胶结致癌论""燥湿相混致癌论"等学说，并在临床上体会它们的含义，同时观察师父怎样辨病选方用药，学习师父的思维模式。

今日在广行中医门诊部跟诊时，有位复诊女士引起了我的注意。这位女士3年前有宫颈癌史，自述现在饮食好，睡眠好，样样都好，可就是大便干燥，腿肿，腹股沟时时向外渗液，甚至连内裤都湿透，并在主诉时将这句话重复了两遍。这时师父停笔问道："你们说用什么方？"我心里惴惴不安，"腹股沟渗液"五个字在大脑快速旋转，想回答四妙散又觉得不切合病情，不敢贸然出声应答师父。

接着，师父又正声反问我们："大病瘥后，腰以下有水气者，牡蛎泽泻散主之，不是针对这个病说的吗？还有比这个更贴切的吗？"听到这句话，我的大脑中顿时像有道闪电划过。对呀！《伤寒论》第395条在背诵时总不理解，简单地把"大病瘥后有水气"理解成了下肢浮肿，如今才知道自己的认识肤浅。

通过这个病例，在被师父提点的瞬间，我对"水气"的认识又有了些许深入。这辈子我一定都忘不了啦！啊呀！在中医学习的道路上，我能成为师父的秘传弟子，幸甚！

（柴方珍）

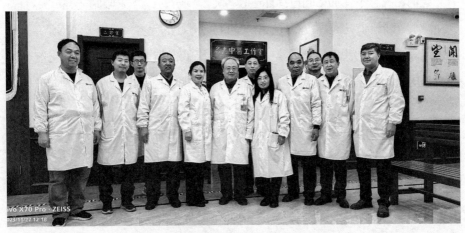

图1　王三虎教授与弟子们在工作室出诊

2022 年 5 月 5 日　星期四　晴

食管癌用全通汤　夸夸师父自拟方

今天在秦华中医院跟诊，医院的大厅里坐满了患者。随着"下一位"的叫声，一位瘦弱的老人走进了诊室。师父问道："你的病历呢？"老人略带歉意地笑着，操着一口陕西方言："忘带咧！"这时，我赶紧在我的跟诊笔记中查找起来，患者的名字映入眼帘。

张某，男，72 岁，食管癌，去年 12 月开始食不下饭，消瘦 10 斤，吞咽困难，口吐顽涎半年。面色晦暗，行动迟缓，舌淡红苔黄，脉弦滑。处方：

白芍 30 克	威灵仙 30 克	甘草 12 克	冬凌草 30 克
枇杷叶 30 克	守宫 12 克	姜半夏 20 克	黄连 10 克
干姜 6 克	当归 12 克	栝楼 30 克	人参 12 克
土茯苓 30 克	陈皮 15 克	青皮 15 克	

28 剂。水煎服，每日 1 剂。

看着记录上的"顽涎"二字，我突然想起，上个月老人看诊时，行动迟缓，由儿子搀扶陪同，老人主诉的"顽涎"我印象很深，心里把他说的"顽"字细细琢磨了良久，耐人寻味。

这时，我忍不住插话问道："你还吐'顽涎'吗？"老人家眼睛一亮，笑着说："不吐咧，不吐咧，王教授这药厉害。"看到他开心的笑容，我也被他感染，跟着笑了起来。心想，患者这才服药 1 个月，症状就得到了明显改善，师父这全通汤真是厉害，难怪陕西名老中医杨老前辈都要把它写在自己的医书里推广呢。

（柴方珍）

王三虎教授点评：

全通汤是我最早的自拟方，治疗食管癌效果可靠，20 多年来医界同仁多有应用。可参考《杨宗善名老中医临证精要》《王三虎抗癌经验》以及公众号"王三虎"等书和文。

2022 年 5 月 6 日　星期五　晴

心下痞满胰腺炎　半夏泻心见欢颜

今天上午跟随师父在西安市中医医院国医馆出诊。某患者一家拿着 B 超单喜形于色，说这么短时间能治愈，心情非常激动。这引起了我的注意。

姜某，男，55 岁，于 2022 年 2 月 3 日初诊。病史有急性胰腺炎（重症），Ⅰ型呼吸衰竭，全身炎症反应综合征，胸腔积液，腹腔积液，住院中。主诉胃胀。舌淡胖，脉滑。方用半夏泻心汤合小柴胡汤加减，处方：

姜半夏 15 克	黄连 12 克	干姜 12 克	枳实 20 克
厚朴 20 克	陈皮 12 克	鸡内金 15 克	山楂 12 克
瓦楞子 30 克	莪术 12 克	大枣 30 克	醋延胡索 30 克
白芍 30 克	小茴香 6 克	木香 12 克	

25 剂。

今日第三次就诊，已服中药 40 剂，症状消失。B 超提示肝胆脾胰正常。效不更方，再 30 剂，巩固疗效。

《伤寒论》第 149 条："但满而不痛者，此为痞，柴胡不中与之，宜半夏泻心汤。"《金匮要略》说："呕而肠鸣，心下痞者，半夏泻心汤主之。"我们以往把半夏泻心汤作为胃炎的主方。师父说：胰腺和胃同属中焦，因此，仲景经文的"心下"很有实际意义，包括了胃、胰、十二指肠等。

（于建刚）

2022 年 5 月 6 日　星期五　晴

尿蛋白漏血中宝　归脾汤用效果好

今天的西安晴空万里，令人心旷神怡。也是大伯五一假后在西安市中医医院出诊的第一天。每次大伯在中医院出诊时，门诊总是挤满了形形色色的求诊者，预定的下班时间也总是一拖再拖，正当我想着今天什么时候能下班时，一对母子走进诊室，其母亲一上来对着大伯说："王教授，这次尿蛋白检查是阴性的了。"

患者李某，男，23岁，3年多前经体检查出尿蛋白，1个月前因主诉"有尿蛋白"在大伯这里看病，患者面黄，怕热，二便正常，舌淡红苔薄，脉弦，经检查尿蛋白（++），方用归脾汤加苦参，经过1个月30剂中药的治疗，患者的尿蛋白在这次就诊时完全消失了。大伯认为尿蛋白的病因是血热损伤脉络，或是患者气虚、气不摄血，一般给人看病，辨出血热，就用犀角地黄汤，辨出脾虚，就用归脾汤，此次就诊，继续用归脾汤进行治疗，处方：

黄芩 12 克	地黄 30 克	黄芪 30 克	党参 15 克
白术 12 克	当归 12 克	炙甘草 12 克	茯神 10 克
益智仁 9 克	制远志 6 克	炒酸枣仁 15 克	木香 12 克
龙眼肉 30 克	生姜 6 克	大枣 40 克	

14 剂，每日 1 剂。

开处方的时候，患者的母亲补充道："他吃了那个药，感觉人也精神了。"我想那可不是嘛，现在的年轻人生活在信息爆炸的时代，生年不满百，常怀千岁忧，总是过于劳心思虑、耗伤气血，而经典的方剂传承古今，经历了岁月的考验，效果也一如既往得好。

（王魁岳）

王三虎教授点评：

尿蛋白在临床很常见。盯着蛋白的人多，考虑血证的人少。蛋白就是血中的重要组成部分，尿中出现，显属"隐形血症"，属热者，血热伤络，溢出脉外，尿中可检；属虚者，气不摄血，脾不统血，尿中亦可检。犀角地黄汤，归脾汤，的对之方也。分别用之，方证相对，效果可靠。合方用之，适用于较为复杂的病症。渐入老境，话少理端。

2022 年 5 月 9 日　星期一　晴

三方合一几十年　胃癌用方不再难

胃癌作为最常见的恶性肿瘤之一，在我国消化道恶性肿瘤中位居第二位，以早期症状不明显和病死率高为特点。在中医里胃癌属于胃反的范畴，大伯经过对中医经典不懈地钻研和长期的临床实践，积攒下了三个方子来治疗胃癌：治疗寒热胶结的半夏泻心汤、治疗燥湿相混的滑石代赭汤以及散胃中有形实邪的乌贝散。今天的患者周女士来诊，大伯就为我们生动地展示了一堂中医治疗胃癌的公开课。

周某，女，76 岁，2022 年 4 月 9 日于颐康堂中医门诊初诊。确诊为贲门胃底癌，胃镜下可见贲门胃底不规则凹陷。刻诊：脸胀，头晕，四肢乏力，时胃痛，食可，呃逆，眠可，大便可，脉弦，舌淡，苔水滑。本病虚实夹杂，应补虚泻实、标本兼治，方用半夏泻心汤、乌贝散、滑石代赭汤治疗胃癌，为治本，属于辨病用药；橘皮竹茹治呃逆，泽泻、白术治头昏脸胀，属治标，为辨证用药。处方：

陈皮 30 克	炙甘草 10 克	姜厚朴 20 克	竹茹 15 克
茯苓 30 克	生晒参 10 克	泽泻 30 克	白术 10 克
姜半夏 15 克	黄连 10 克	黄芩 10 克	浙贝母 15 克
干姜片 12 克	桂枝 12 克	当归 12 克	海螵蛸 30 克
煅瓦楞子 30 克	百合 30 克	滑石粉 10 克	煅赭石 10 克
壁虎 10 条	冬凌草 30 克		

28 剂。

2022 年 5 月 9 日二诊，患者自述较上次相比气力增，呃逆止，脸胀减。刻下眠差易醒，舌红苔黄，脉滑。上方改陈皮为 20 克，泽泻 20 克，茯苓 20 克，厚朴 15 克，加炒酸枣仁 15 克以针对患者的失眠，28 剂。

今日复诊时患者症状缓解明显，证明了上次处方的有效性。今天这个病例，为我们明确了辨病和辨证相结合的临床治疗方法，充分体现了标本兼治、辨病和辨证相结合的门诊艺术。

（王魁岳）

王三虎教授点评：

经过几十年的临床实践，在大多数恶性肿瘤面前，我已经摸索出了辨病论治方法。如治疗肺癌的海白冬合汤，已为业内人士看好和应用。正如徐灵胎所谓："一病有一病之主方。"胃癌的主方今天已经全面真实地用日记反映了。不尽兴者，感兴趣者，可参阅公众号"王三虎"的大量文章。

2022 年 5 月 16 日　星期一　小雨

名医自有后来人　临床也有喜临门

在师父和王欢师姐被评选为第七批全国老中医药专家学术经验继承工作指导老师和继承人之际，深圳一位耄耋老人以他独特的方式为王家军中医抗癌团队送来鞭策和鼓励。

曹老先生，87 岁，得知患癌后要求选择纯中医治疗。老人家的女儿是深圳中医主任医师，第一时间找到师父。2021 年 3 月 21 日初诊：体检中发现肺占位（左肺下 20mm×30mm）70 天。疲倦嗜睡，偶有咳嗽，怕冷怕热，无汗，手凉手麻，心脏起搏器植入，糖尿病史 12 年，纳可，时有腹胀痛，尿频，腿软，走路无力，口干不欲饮。舌暗红，苔薄，脉沉。

辨病：肺痿。

辨证：气阴两虚，痰热上扰。

治则：益气养阴，清热化痰。

方选：海白冬合汤、《千金》苇茎汤加减。

处方：

海浮石 30 克　　　白英 30 克　　　麦冬 30 克　　　百合 30 克

人参 15 克	黄连 10 克	栝楼 30 克	姜半夏 15 克
土贝母 15 克	煅蛤壳 30 克	炒桃仁 20 克	薏苡仁 30 克
芦根 30 克			

7 剂，每日 1 剂，水煎两次分服。

2021 年 10 月 21 日二诊：坚持服用上方至今。其女述精神状态很好，生活规律，喜迎 88 岁大寿，两老照相，喜气洋洋。偶干咳，面赤，夜间口干。形体精神可，舌淡红苔薄，脉弱。原方继续。

2022 年 5 月 16 日三诊：续断原方中药至今，精神状态尚可，食少，多唾，怕冷。舌淡红苔薄，有裂纹，脉弱，为热邪渐退、脾肾阳虚之象。原方酌情加减。处方：

海浮石 30 克	陈皮 10 克	麦冬 30 克	百合 30 克
人参 15 克	黄连 5 克	栝楼 30 克	姜半夏 15 克
补骨脂 10 克	煅蛤壳 30 克	炒桃仁 20 克	薏苡仁 30 克
党参 10 克	益智仁 10 克	姜厚朴 10 克	当归 15 克
醋鳖甲 15 克	干姜 10 克		

5 剂，每日 1 剂，水煎两次分服。

海白冬合汤是师父多年在临床抗癌总结创立的治疗肺癌的验方，得到全国许多同行的使用和赞誉。针对咳嗽、气喘、胸闷、口干、乏力等气阴两虚、痰浊犯肺证型的肺系疾病有明显疗效。《千金》苇茎汤亦是治疗痰热壅肺、痰瘀互结的好方。

本例患者每感轻松，坚持守方 7 个月，热闹地庆贺了 88 岁生日。疫情原因，再见面时已经又过了将近 7 个月，老人还是那样干净帅气。积极治疗、坦然面对与其说是一种态度，不如说是一种智慧，是八九十年的人生阅历，是阅尽繁华的从容笃定，是阔步向前的坚毅豁达。老人用实际行动力挺中医，师父也不负重托，辨证后原方去白英、芦根，加陈皮、补骨脂，益智仁、干姜、醋鳖甲，消肺痈，补脾肾，壮元阳。期待下次再见的好消息。

（张　晓）

2022 年 6 月 3 日　星期五　晴

中风头晕非等闲　主次经方效果显

下午我跟随师父在天颐堂中医医院门诊，今天来复诊的患者不少，师父对只吃了 12 剂药好长时间不来的一个患者很感兴趣，着重问效果怎么样。患者家属高兴地说，当时吃完就不晕啦，人也精神了，舌下的瘀斑也小了，这都过去半年多了，一直好好的，最近又开始有些头晕了，想再来看一下。师父说既然效果这么好，那就效不更方，继续原方服用。复习病历如下：

2021 年 10 月 30 日初诊，吴某，65 岁，主诉：头晕两月。乏力，腿软，鼻目颧赤，手抖，住院 10 天，查出多发性脑梗死，心率偏快，房性期前收缩，颈椎间盘突出症，肺结节，格林巴雷综合征后遗症，少腹拘紧冰凉，大便可，食可，舌红，苔黄厚腻，舌下有瘀斑，脉滑。

处方：

姜半夏 12 克	竹茹 20 克	枳实 10 克	陈皮 15 克
茯苓 15 克	甘草 12 克	干姜 10	大枣 30 克
黄连 10 克	石膏 50 克	菊花 60 克	天麻 20 克
醋龟甲 20 克	生杜仲 15 克	烫水蛭 15 克	虻虫 6 克
大黄 5 克	炒桃仁 15 克		

12 剂。水煎服，每日 1 剂。

我一看大为惊奇，抵当汤也可以治疗头晕？抵当汤这类峻猛药我觉得就是治疗体内肿块的，怎么这里也可以用到，而且作用还这么明显。师父讲：抵当汤，抵就是"值"的意思，当是恰当，意思就是效价比很高的方子，没有哪个方子名字就这么直截了当的，这么好的方子难道只用来消肿块吗？

《伤寒论》第 124 条："太阳病六七日，表证仍在，脉微而沉，反不结胸，其人发狂者，以热在下焦，少腹当硬满。小便自利者，下血乃愈。所以然者，以太阳随经，瘀热在里故也，抵当汤主之。"这个人少腹拘紧，小便利，说明内有瘀血，我们不能因为患者说有脑梗死就认为瘀血只在头部，究其主要原因是热在下焦，血水互结在此，才会有其他的症状表现，用抵当汤再合适不过了。这不就有射人先射马，擒贼先擒王的意思吗？用黄连温胆汤清热化痰，抵当汤逐瘀通络，这不就完全解决了根本问题呀。

师父又自问自答地说，你看这里我又特地用了石膏和菊花，为什么，祛风呀，取自侯氏黑散的用意。《金匮要略》云："侯氏黑散治大风，四肢烦重，心中恶寒不足者。《外台》治风癫。"这里用作消风，陈修园称此方为"逐风填窍神剂"，此方大都用于风邪引起的在表在上的痹、痛、晕等症。

《素问·六元正纪大论》说"风病行于上"，侯氏黑散就是这样一张治疗头面疾病的方剂。《素问·宣明五气》有"搏阳则为巅疾"之谓，意为邪搏于阳分便出现头部疾病。此患者热邪在下焦，瘀血互结在腹内，血海已虚，阴血不足，肝火上扰清空，才会出现头晕的现象，既抓住了主要矛盾，也没有忽略次要矛盾，双管齐下，才会有这么好的效果。当然不是用原方，而是取其精华。

师父讲到这里我才恍然大悟，看似用的方子很偏，但仔细想来这么用却是有理有据，直中要害，所有问题都解决了。重要的不是出奇制胜，而是要学会师父这样全面思考问题的思维方式，这也是中医整体思维的典型表现，全面把握，一定要找到问题的根本，不能任由患者牵着鼻子走，头痛医头，脚痛医脚。

观察师父的言行，一心只在经典中。这就是《论语》"博学而笃志，切问而近思，仁在其中矣"的现代版吧。

（王嘉琪）

王嘉琪简介：

2015 年毕业于陕西中医药大学中药学本科，取得中药药剂师、中医助理医师资格，2017 年就读于陕西中医药大学中医师承班，2018 年取得确有专长证书。2019 年通过全国中医执业助理医师考试；2021 年成为王三虎教授秘传弟子，学习至今。

2022 年 6 月 20 日　星期一　晴

肝癌移植肝脓疡　巧用经方排脓汤

作为师父最小最新的秘传弟子，我千里迢迢从云南到深圳市宝安区中医院跟诊。正如王星师兄当时的感受"初上临床开眼界，中医抗癌有作为"，一周过去，收获满满。今举一列，也算是常中有变，临床少见吧。

丁某，男，49 岁，2021 年 3 月 20 日初诊：肝移植术后 1 年半，肝脓肿（反复发热）9 个月，脓肿液化，拟引流。脾大。舌淡胖，苔白厚，脉滑。

2021 年 4 月 20 日二诊：未引流。1 周来未再发热，脚肿。

2021 年 4 月 27 日三诊：脓肿缩小，由 28mm×22mm，22mm×21mm 变为 15mm×10mm，7mm×5mm。口服抗生素减量 2/3，易困，低热（38℃左右），大便次数增多，食欲减退，体重减轻。

2021 年 5 月 18 日四诊：肝内脓肿消失大半，偶有发热用西药，易腹泻。精神气色好。舌淡胖，苔白，脉弦。

2022 年 6 月 20 日五诊：不含网诊 8 次。2021 年 8 月取出胆结石，引流管至今未撤。偶然发热不冷，心率快。舌苔厚，苔白，脉滑。患者此次就诊说肝脓肿已经消失。中医诊断：积聚。辨证：肝胆湿热证。仍用原方：

北柴胡颗粒 2 包　虎杖颗粒 2 包　　郁金颗粒 2 包　姜黄颗粒 2 包

金钱草颗粒 2 包　炒鸡内金颗粒 2 包　黄芩颗粒 2 包　栀子颗粒 2 包

姜半夏颗粒 2 包　白术颗粒 2 包　　枳实颗粒 2 包　丹参颗粒 2 包

党参颗粒 2 包　　白芍颗粒 2 包　　茵陈颗粒 4 包　甘草颗粒 2 包

桔梗颗粒 2 包

14 剂，每日 1 剂，分两次冲服。

按语：该患者因肝脓肿引起发热，病位在肝，方用小柴胡汤合排脓散为主方进行加减治疗，在《伤寒论》中有两条条文明确提出"发热，小柴胡汤主之"。一个是厥阴病篇的"呕而发热者，小柴胡汤主之"，另一个是"辨阴阳易瘥后劳复病脉证并治"的"伤寒瘥以后，更发热，小柴胡汤主之。脉浮者，以汗解之，脉沉实者，以下解之"。

小柴胡汤寒热并用，疏散气机，透散郁结之阳，清火化痰。在《金匮要略·疮痈肠痈浸淫病病脉证并治第十八》中，排脓汤由桔梗、甘草、生姜、大枣组成。桔梗长于排脓，自然是君药了，甘草、生姜、大枣解毒扶正和胃，是许多经方的基础方。这张方子师父说一开始就用过。"平淡至极，就是神奇"，"方有配伍之妙，药有独选之能"，在这里得到了充分的体现。

虎杖归肝胆经，活血，清热利湿，解毒。郁金活血行气，凉血清心，利肝胆。姜黄主心腹结积，除风热，破血，消痈肿。茵陈清热利湿，栀子，泻火除烦，清热利湿，凉血解毒，《神农本草经》言栀子："味苦，寒。主五内邪气，胃中热气，面赤，酒疱皶鼻，白癞，赤癞，疮疡。"

金钱草清热解毒消肿，清肝经湿热。鸡内金除运脾消食外，还可治疗痈疽。丹参色赤属火，味苦而寒，活血化瘀，凉血消痈。诸方诸药共奏，肝脓肿消失大半，已不发热！2022年6月20日处方，因肝脓肿已消失，遂在原方基础上去排脓散之意。

（周雨涵）

王三虎教授点评：

周雨涵医师宁可不读研究生，也要一心扑在临床上，这种实干精神实在是现在青年中医的榜样。多年来，没有实力、潜力、眼力的自信也不会剑走偏锋，千里求学。今天的日记，患者网诊8次，其中一次的处方如下：

白花蛇舌草 40 克	桔梗 15 克	白芍 15 克	柴胡 15 克
黄芩 12 克	姜半夏 18 克	人参 15 克	石膏 30 克
知母 12 克	升麻 20 克	炒栀子 12 克	金钱草 30 克
垂盆草 30 克	鸡内金 30 克	鳖甲 20 克	赤芍 30 克
生姜 12 克	大枣 30 克	甘草 12 克	

其后守方，略有变化。

2022 年 7 月 2 日　星期六　小雨转晴
虽属个案效果良　辨病用方可推广

今天是西安益群国医堂举办中医药文化建设成果展示会，活动旨在坚定中医药文化自信，铸就中华文化新辉煌，在此次展示会上，师父的《经方抗癌》和医馆高英选总经理的《医事雅风集》两本书举行了首发仪式。我有幸去参加，也想见见师娘以及好久没有见面的师兄师姐们，所以早上在社区卫生服务站忙完，我下午早早赶到广誉远国医馆跟师半天。

我看到复诊患者的显著疗效以及患者们对师父的真心感恩之情一如既往甚或更加突出，初诊患者来都会说身边熟人在师父这里看好了什么病，有些会说病情控制得很好，其中曹女士说吃了师父的药，她的甲状腺结节明显缩小，引起了我的极大兴趣。

现在临床上甲状腺结节非常常见，像我这样的基层医生，如果能把师父这手妙招学到手，就可以解决许多实际问题。如果能写出来，让更多的同仁学习，则功劳更大。所以问患者要了病历以及检查单，患者非常有大爱，愿意分享出来。

曹女士，34 岁，2021 年 10 月 14 日初诊：1 个月前体检发现甲状腺结节，遇寒胃痛，舌红苔薄，纳可，眠差，易醒，大便溏。甲状腺双叶低回声结节 TI-RADS4 类，右上 8.0mm×7.9mm×11.6mm，右中 7.0mm×6.9mm×7.0mm，左下 3.6mm×5.2mm×7.0mm。师父开小柴胡汤合二贝母汤加减，处方：

柴胡 12 克	生黄芩 12 克	姜半夏 15 克	党参 15 克
大枣 30 克	甘草 10 克	防风 10 克	蝉蜕 10 克
干姜 10 克	浙贝母 20 克	土贝母 20 克	白芍 15 克
连翘 30 克	蒲公英 30 克	夏枯草 30 克	

20 剂。

2021 年 11 月 6 日二诊：患者遇寒胃痛减轻，舌红，苔白。予小柴胡汤合二贝母汤加减，处方：

柴胡 12 克	黄芩 12 克	干姜 6 克	桂枝 6 克
白芍 12 克	苍术 12 克	浙贝母 15 克	海蛤壳 30 克
夏枯草 30 克	土贝母 20 克	栝楼 30 克	陈皮 15 克
醋青皮 15 克	甘草 12 克		

25 剂。

2021 年 12 月 4 日三诊：复查甲状腺结节缩小，便溏。予小柴胡汤合二贝母汤加减：

柴胡 12 克	黄芩 12 克	干姜 12 克	桂枝 12 克
白芍 12 克	苍术 12 克	浙贝母 15 克	海蛤壳 30 克
夏枯草 30 克	土贝母 20 克	栝楼 30 克	陈皮 15 克
醋青皮 15 克	甘草 12 克	乌梅 10 克	

26 剂。

2022 年 2 月 20 日四诊：面黄，舌红，苔薄黄，上方加蜈蚣两条、黄药子。处方：

柴胡 12 克	黄芩 12 克	干姜 12 克	桂枝 12 克
白芍 12 克	苍术 12 克	浙贝母 15 克	海蛤壳 30 克
夏枯草 30 克	土贝母 20 克	栝楼 30 克	陈皮 15 克
醋青皮 15 克	甘草 12 克	乌梅 10 克	蜈蚣 2 条
黄药子 6 克			

14 剂。

2022 年 7 月 2 日五诊：3 月复查，结节明显缩小以及消失，效不更方。处方：

柴胡 12 克	黄芩 12 克	干姜 12 克	桂枝 12 克
白芍 12 克	苍术 12 克	浙贝母 15 克	海蛤壳 30 克
夏枯草 30 克	土贝母 20 克	栝楼 30 克	陈皮 15 克
醋青皮 15 克	甘草 12 克	乌梅 10 克	蜈蚣 2 条
黄药子 6 克			

24 剂。

我以为，小柴胡汤合二贝母汤就是治疗甲状腺结节、甲状腺瘤的辨病用方，值得推广。

（王娜娜）

王三虎教授点评：

甲状腺结节多见，一旦报告 4 类，常常令医者众说纷纭，建议手术切除者为多，也有建议保守治疗，但问效果怎么样，则往往"王顾左右而言他"，也令患者忐忑不安，莫衷一是。这个案例，可以参考。

王娜娜简介：

女，陕西省渭南市临渭区杜桥办中心广场社区卫生服务站负责人，全科医生。现任渭南市中医药学会经方医学研究专业委员会副主任委员、特聘专家。经方入门跟随王建华老师，随后又多次参加黄煌教授学习班，现师从著名经方抗癌大家、广西和陕西省名中医王三虎教授，随师临床研究肿瘤病学的中医治疗，深得真传。从事临床工作近 24 年，药灸并用，中西医结合，疗效卓著，深受患者信赖。

2022 年 7 月 4 日　星期一　晴

山重水复疑无路　柳暗花明又一村

受疫情影响，时隔 3 个月我终于又来到了古城西安，来到了师父身边，从银川往返西安已经是第 3 个年头了，一切都是那么得熟悉，师父像一本古书，越翻越有味，越读越精彩。

今天跟随师父在西安市中医医院坐诊，看到了两年来因肝癌骨转移而坚持每月纯中医治疗的高女士，高女士神情气色佳，面若常人，哪里像个患者。

犹记 2020 年 10 月 6 日初诊，高女士因肝癌骨转移来诊，背痛起病半年，天阴下雨则上肢痛，肺结节，舌暗淡，苔白，脉沉，眠差，食可，大小便可，腹胀。

辨病：积聚。

辨证：正气亏虚。

治法：解表散邪，培补正气。

用方：柴胡桂枝汤。

处方：

柴胡 20 克	桂枝 18 克	干姜 12 克	白芍 30 克
人参 15 克	骨碎补 30 克	龟甲 20 克	煅自然铜 20 克
土鳖虫 12 克	防风 15 克	大枣 30 克	甘草 12 克
鳖甲 30 克	煅牡蛎 20 克	鸡内金 15 克	厚朴 20 克
海浮石 30 克	瓦楞子 30 克	穿山甲 6 克	夜交藤 30 克

26 剂，水煎服，日 1 剂。

2020 年 11 月 3 日来诊，处方有效。两年多来每月就诊，坚持服药。

2022 年 7 月 4 日来诊，神情气色佳，唯手指关节痛，以小柴胡汤合独活寄生汤加减治疗：

柴胡 20 克	黄芩 15 克	姜半夏 15 克	炙甘草 10 克
大枣 30 克	人参 15 克	郁金 12 克	姜黄 10 克
延胡索 30 克	陈皮 10 克	独活 10 克	桑寄生 15 克
秦艽 10 克	防风 10 克	细辛 9 克	川芎 10 克
当归 10 克	地黄 30 克	白芍 15 克	肉桂 10 克
威灵仙 15 克	煅自然铜 10 克	烫骨碎补 30 克	醋龟甲 30 克
土鳖虫 10 克	五加皮 15 克		

20 剂。

肝癌骨转移患者及家属决然选择中医治疗，真是勇气与智慧并存，时隔两年患者状若常人，既是意料当中，也是常理之外。恰逢昨日师父《经方抗癌》新书发布，引陕西医学会会长原陕西省卫生厅厅长刘少明对师父评价："明医典范，经方知音。"

（岳　元）

2022 年 7 月 10 日　星期日　晴

常读经典似仲景　妙手一出回春来

今天跟诊很是热闹，师兄弟们都是远道而来，延安师兄，云南师妹，每个人都是神采奕奕，师父今天生日，也格外得精神矍铄，诊室里气氛很是祥和。

宝鸡一位 75 岁的老法官，前次就诊时眩晕 2 个月，后来出现晕厥，有Ⅲ度房室传导阻滞，心源性晕厥，心率 37 次 / 分，耳鸣，便秘，老师诊断为心阳虚衰，用了真武汤合桂枝甘草汤，这次来患者高兴至极，不断给师父鞠躬感谢，表示自己服药第二天就不晕了，不扶拐杖了，又活过来了，要再活 75 年，哈哈哈，并大呼：您是天虎，神医用神药，救老百姓啊，我们也群情高昂，感受到经典方的魅力，快速而神效。

另一位女性，38 岁，主诉乏力，月经紊乱，痛经，肩颈部冷，天热气短，蹲下就感到头部憋胀感，口不干，夜间睡觉时手心热，舌红胖，有齿痕，黄苔。老师笑呵呵地说，我今天又有了妙思，你们都来出方子，我看看你们的思路。徒弟们都兴奋起来，有人出葛根汤，有人出温经汤，我当时考虑水分的问题，就出了泽泻汤。

老师这时候说出了自己的妙方，苓桂术甘汤合生脉散。患者乏力是主症，伴随月经异常，气血虚，多为归脾汤证，但目前还有下蹲头胀，体内水分分布不均衡，手心热，还有阴虚，既要解决水分分布不均衡的问题，又要解决气阴两虚的问题。苓桂术甘汤既能解决肩颈部冷，又能解决水液代谢问题，与生脉散合用解决气阴不足。老师讲得妙趣横生，我们听得津津有味，再次感受到了仲景祖师爷的魅力。

（雷　琰）

雷琰简介：

副主任医师，2000 年毕业于延安大学医疗系，在陕西中医药大学第二附属医院从事内科临床工作至今，工作 10 余年后感觉西医远远不能解决临床问题，便自学中医。2019 年考上全国西医学习中医优秀人才研修项目，系统学习中医理论知识，师从北京中医医院刘清泉院长、针灸大师贺普仁弟子王桂玲教授。返回陕西后师从全国知名中医肿瘤大家王三虎教授，擅长中西医结合治疗内科疾病。

2022 年 7 月 10 日　星期日　晴

经方真能治大病　千里迢迢不虚行

我从云南怀着对师父的敬仰之情，想跟师父学习中医临床的渴望，不远千里来到西安。在跟诊的这几天中，我看到了师父临证的灵活思辨，也看到了经方的神奇，经方的运用，抓住了要点，效果常常是立竿见影的，出奇制胜的。

比如下面这个患者，西医诊断：特指多种心律失常，三度房室传导阻滞，心源性晕厥。经过一段时间西医的住院治疗，效果仍然不明显，于是来找师父看，师父仅仅开了 6 剂药，效果就大显，诸多症状好转消失。下面来回顾一下病例：

刘某，男，75 岁。2022 年 7 月 4 日初诊：反复眩晕，摔倒 2 个月，前后 50 次倒地，站不稳，头重脚轻，浑身涣散，耳鸣偶见，喝水正常，大便干，舌淡红苔薄黄，脉迟。

西医诊断：三度房室传导阻滞，特指多种心律失常，心源性晕厥。

中医诊断：少阴病，心肾阳虚，元气不足。

用方：真武汤合桂枝甘草汤。

处方：

茯苓 60 克	生白术 30 克	白芍 30 克	制附片（先煎）20 克
桂枝 20 克	炙甘草 10 克	细辛 10 克	生晒参 15 克

6 剂，水煎服。

今日复诊：头晕已止 4 天，服药以来未再晕倒，脸色好，耳鸣未再发生，大便顺畅，可自行 200 米以上，心率由 7 月 4 日的 1 分钟跳 37 次，上升到现在的 1 分钟 59 次，舌淡红，苔薄，脉缓滑。守上方，20 剂，水煎服，巩固疗效。

这次复诊患者高兴极了，整体明显好转，已经不需要家人搀扶，气色变好，连忙说师父是神医，开的是神药，这时大家脸上都洋溢着笑容。

三度房室传导阻滞是非常严重的一种心律失常，严重的在西药治疗效果不显的情况下，可能急需安装心脏起搏器。但是中医、经方却可力挽狂澜，这个患者的心脏传导阻滞，眩晕，容易跌倒，头重脚轻，脉迟，不正是真武汤的适应证吗？《伤寒论》中第 82 条："太阳病，发汗，汗出不解，其人仍发热，心下悸，头眩，身瞤动，振振欲擗地者，真武汤主之。"太阳病第 64 条言："发汗过多，其人叉手自冒心，心下悸，欲得按者，桂枝甘草汤主之。"桂枝甘草温通心阳，附片补火助阳，补心肾之阳，肾为一身阳气之根本，加入人参，取参附汤之义，补肾气、肾阳，再入细辛来交通心肾，这个患者表现出的眩晕，头重脚轻，耳鸣，也有阳虚痰饮上泛，痰饮入脑窍，耳窍，于是取茯苓、白术、白芍利水之效。

在跟诊师父时，师父常常温故而知新，对于《伤寒论》的条文，或是一味中药，都是反复琢磨，反复领悟，一有新的想法或是思路总给我们讲。我最佩服的是师父写文章的速度特别快，常常在我们跟诊之余，一篇好的文章就自然应运而出了，正所谓心中有墨，下笔如神。师父常言人生三大乐事：

读书、看病、写文章。为了跟上师父的步伐，我也逐渐这样来要求自己，上下求索！师父对我们的教益是全方位的，影响是深远的。可谓收获颇丰，不虚此行。

（周雨涵）

2022 年 8 月 2 日　星期二　晴

中药治人也治病　乳癌重症还挺灵

偶然机会，我在一期"中医在线"直播时看到王教授治疗恶性肿瘤都是用经方合方治疗，没有用什么以毒攻毒的虎狼之药，而且疗效都不错。于是查阅各种关于他的资料信息，终于找到了他的公众号，公众号里的每一期病例我都不会错过。恶性肿瘤这么疑难危重又日渐多发，能够用经方突破，那么还有什么疾病不能治疗的。于是我暗下决心要拜王教授为师，系统深研，随后在 2021 年有幸成为王教授的秘传弟子。由于疫情，本来应该早来临床跟诊，直到现在才来。

今天，我在西安未央区广行中医门诊跟诊。比起前两天喧闹的场面，今天略感轻松，师父也放松了，看诊的频率慢下来，有时间给我们讲解辨证技巧和用药。忽然一个患者的视频打过来了，笑嘻嘻地说："王教授是我，我的药吃完了。"师父操着他们陕西特有的口音说，"吃了我的药怎么样了"，"好着呢，不那么疲倦了，吃饭也可以了，大便也成形了，就是睡觉还是不太好，转氨酶偏高"。我凑上前看了看，挺漂亮，挺精神，看不出是有病的人。师父说你看看她病例。

刘某，女，44 岁，贵州人。2021 年 4 月 6 日视频初诊。主诉：乳腺癌术后 13 年，肺骨转移 3 年。刻诊：乏力，纳差，眠差，大便稀，喘，舌淡胖，苔薄白。治以扶正培本，健脾益气，佐以解毒散结。方以参苓白术散加减：

人参 10 克　　　白术 12 克　　　茯苓 12 克　　　炒扁豆 12 克

山药 15 克　　　炙甘草 10 克　　砂仁 6 克　　　薏苡仁 30 克

龟甲 15 克　　　骨碎补 30 克　　桂枝 12 克　　　独活 12 克

防风 10 克　　　补骨脂 12 克　　姜半夏 12 克　　山茱萸 20 克

莲子肉 12 克

26 剂。

2021 年 5 月 4 日二诊：乏力，恶心，口干，眠差，心悸，动辄汗出，肢痛，舌淡胖苔白。上方加肉桂 10 克，杜仲 15 克，浙贝母 15 克。30 剂。

2021 年 6 月 9 日三诊：体重增长，乏力，手心热，眠差，舌淡胖苔白，纳差，胃胀。上方加鸡内金 15 克，26 剂。

2021 年 7 月 6 日四诊：胃中灼热，眠差，焦虑，胸中气急，舌淡，苔白，大便溏。上方加栀子 10 克，干姜 6 克，25 剂。

2021 年 8 月 3 日五诊：食欲不振，焦虑，舌淡红，苔薄白，余症大减，上方加神曲 10 克，柴胡 12 克，山楂 10 克，30 剂。

2021 年 10 月 5 日六诊：失眠，腹泻，心悸，舌淡，苔白，上方加阿胶 10 克（烊化），肉桂减至 6 克。25 剂。

2021 年 11 月 1 日七诊：胸闷气短，焦虑，眠差心烦，舌红，苔薄白。上方加海浮石 30 克，栀子 6 克，30 剂。

2021 年 12 月 7 日八诊：失眠，肢体酸痛，焦虑，舌淡红，苔薄白，上方加炒酸枣仁 30 克，柏子仁 12 克，26 剂。

2022 年 3 月 1 日九诊：眠差，舌红苔薄白。上方加合欢皮 12 克，龙眼肉 30 克，莲子肉 30 克。30 剂。

2022 年 5 月 3 日十诊：睡眠好转，舌红苔薄白。上方去炒酸枣仁、合欢皮、龙眼肉，20 剂。

2022 年 6 月 7 日十一诊：睡眠、余症均可，舌红苔薄白。守方 30 剂。

2022 年 7 月 5 日十二诊：全血细胞都低，眠差，大便可，舌红苔薄白，上方加龟甲至 20 克，26 剂。

2022 年 8 月 2 日十三诊：眠差，血常规提示三低，转氨酶 280U/L，舌淡，苔薄白。上方在原方基础上加炒酸枣仁 30 克，柴胡 12 克，炙甘草 12 克，茵陈 30 克，五味子 12 克。30 剂。

按语：参苓白术散方出自《太平惠民和剂局方》，具有补脾胃、益肺气作用，适合脾胃虚弱，食少便溏，气短，咳嗽，肢倦乏力。乳腺癌肺转移、骨转移，初起多为实证，继而因实转虚。

在治疗中，根据中医有胃气则生、无胃气则死的原则，采用益气健脾治则，且立足于久病必虚、久病必瘀的理论，正确处理扶正与祛邪的关系。《内经》云："邪气盛则实，精气夺则虚。"疾病的过程就是邪正斗争的过程。师父在治疗此病过程中始终顾护胃气，补中自有攻意。如此举重若轻，治大病镇定自若，真是我心目中的良师。

（郭君凤）

王三虎教授点评：

这是一篇近乎实录式的日记。乳腺癌很常见，晚期患者光凭网诊，步步为营，稳扎稳打，如此疗效不常见。患者家属的重托，不见异思迁很重要。据我所知，有的读者希望看到原汁原味的临床实录，我们就投其所好，原生态地呈现吧。读者诸君高见，可在文末留言，教学相长可矣。

2022 年 9 月 20 日　星期二　晴

香港继续教育课　撰文抒发感慨多

看过名中医王三虎教授的治疗癌症的讲义，我受益良多，从中学到很多的中医理论。经方治疗癌症真是令我茅塞顿开。王三虎教授讲得真仔细，医理巧妙，真是一位中医博士研究生导师，当之无愧。

本学生认为葶苈泽漆汤内的泽漆用量真是绝妙了，用 10 克真是治不了肺癌，最起码用60克，才能真正起效。完全没有接受化疗放疗的患者，我认为用天花粉30克，黄药子15克，山慈菇15克。这里用大量清热解毒药，非常适合。本学生认为肺癌患者在化疗后或者康复后，泽漆用10克或者不需要再用，要多用益气养阴中药。

王教授自创的葶苈泽漆汤是治肺癌的好方剂，咳喘，背部觉寒冷，脉沉，肺部有积水，用此方可以加减使用。

于先生，76岁，咳黄痰，本人非常欣赏王教授没有用半边莲、龙葵、贯众等大量清热解毒药。如果用应该会加重病情。

陈女士，50岁，脉细，代表气血不足，脉弦代表痛，有痰，肝胆可能有毛病。王教授用养血祛风。真是高手。

袁女士，73岁，舌红，脉数，治法：补气养阴，宣肺通窍。用药符合中医病机。很多中医师见舌红脉数，用凉血清热解毒药，会加重病情。

半夏泻心汤加旋覆花、代赭石是好方，可以治疗胃气上逆。加沙参、麦冬、石斛治胃炎，加乌贝散、红花、莪术、三棱治胃息肉。

病案，徐先生，67岁，陕西人，2020年3月23日初诊。胃癌，心脏放入了支架。王教授用栝楼30克，薤白15克，用药的妙处是治胃癌的同时，也强化了心脏能力。

病案，贾先生，66岁，患者为甲状腺癌骨转移，用独活寄生汤加鹿角霜、延胡索、黄药子，穿山甲，令我印象深刻。我在2013年跟随中医博士遵师学习中药治癌，也没有见过独活寄生汤的好处。

风邪入里成瘤是确实存在的，一个患者用4个方我认为确实可行的，有很多的中医师不懂用四个方相结合处方给患者。遗憾！

王教授病案：周先生，58岁，喉癌，2021年8月25日网诊。用升麻鳖甲汤加减：

| 升麻30克 | 麻黄9克 | 桂枝12克 | 鳖甲30克 |
| 知母12克 | 黄芩12克 | | |

这充分体现出用药寒热胶结、燥湿相混的理论。王三虎教授治喉癌的思

想理论值得世界上所有的中医师学习。

本人通过中西医结合对肿瘤的认识：肿瘤分良性肿瘤及恶性肿瘤，恶性肿瘤会扩散，就是癌症。病因病机：本虚标实。病因：外感病邪，七情内伤，饮食不节，过食生冷，过饱就是吃太多了，尤其过食肥腻。病机：气血不足，脾虚肾亏。气滞血瘀，阴虚灼津，肺痿了，风热击肺化热痰，寒邪袭肺了，长期有热痰，寒痰凝聚肺部。

本人认为在化疗、放疗前后一天及两天都不应该服用中药，以免出现相反作用。有一大学中医治癌博士说都可以在化疗、放疗的同一天服用中药，只要没有肠胃不适，都可以服用中药，本人有些保留及顾虑。患者电疗、放疗后，虽然说热毒火毒伤了气血内脏，即使患者表现出舌红苔黄，也不能以清热解毒药为主，少用就好，主要用益气养阴、健脾补肾中药。

本人认为应该重视扶助正气，癌症患者不论在放疗、化疗还是手术后，还是癌症晚期，在益气养阴、健脾强肾养血的同时，适当小量应用祛邪中药，这一点非常重要。正气不衰才能带癌生存。

在此感谢王三虎教授！

（徐伟亚）

2022 年 10 月 1 日　星期六　小雨

金秋求学抵西安　获教蒙益实匪浅

国庆节期间我再次来到西安跟诊，8 点就到了万全堂，师父也如旋风一样，神采奕奕地快步走进诊室，又开始了紧张的诊疗。

曾记得今年 3 月 31 日，师父在西安中保堂出诊时，我曾写过日记"条文排列有意义，《金匮要略》多启迪"。今天看一常姓女士，左乳腺体内低回声结节 BI-RADS3 类；子宫肌瘤；左附件区囊性肿块。诸多症状，辨证为外受风邪。外邪袭表以后，就会气血不流畅，邪气可以停在少阳经，也可以停在皮肤，乳房就是皮肤的一部分，是皮肤的集中表现。又是一个因风邪侵袭、症状百出的患者。此时师父兴趣盎然，娓娓再谈《金匮要略》各篇排列意义。

师父讲道：遥想医圣张仲景当年，心情澎湃，激情昂扬地写完原创《伤寒论》398 条后就开讲杂病。张仲景另辟蹊径，是按外邪侵袭、由表入里、由浅入深的顺序，写下杂病篇。在《金匮要略·脏腑经络先后病脉证第一》，张仲景懂得顺应潮流，迫于当时特别流行五行学说，所以在第一条，举例五行五脏，从而引出治未病的话题。马上话锋一转，《金匮要略》第一篇第二条，4 次讲到风邪、风气，其实在他的脑海里，"千般疢难，不越三条"，还是外邪致病较多。东汉末年，大灾之后，人民欢呼雀跃，为活下来而庆幸，情志病会很少，外感病多见。

由于张仲景强调了风邪，所以马上引出《金匮要略·痉湿暍病脉证治第二》，邪气由表入里，由浅入深，首先侵犯"筋脉"，就成"痉病"；再入里侵犯到"肉"，就成"湿病"。至于"暍病"中暑，虽然不如"风""湿"致病那么广泛，但也是外感。然后《金匮要略·百合狐惑阴阳毒病脉证治第三》，邪气侵及血脉，成"百合病"；邪气侵犯九窍，成"狐惑病"，甚至邪气可长期驻扎在九窍；邪气侵及到人体，成"阴阳毒"。

再讲《金匮要略·疟病脉证并治第四》，仲景用方很少，但他想到，疟疾肯定也与外感有关，限于时代背景，医圣也认识不足。然后《金匮要略·血痹虚劳病脉证并治第六》，所有病包括外邪入侵，都与正气体质有关系，小病可以致虚劳，虚劳也可以致内脏的病。而后的篇幅才讲内脏的病。

通过对《金匮要略》各篇排列的推理，也通过大量临床实践，临床很多病往往都有外邪侵袭，多滞九窍、皮肤的表现，有这样的理论自信，才真正在疾病的诊疗过程中做到了"捕风捉影""见微知著"，也提纲挈领地找到了治疗的总纲大法。比如：独活寄生汤的应用，麻黄解表的应用等，也确实在临床起到了卓有成效的效果。

话锋一转，师父又讲到了他对中药的新认识。师父说，医生到一定阶段，随着阅历、经历、契机以及发现问题、分析问题、解决问题能力的提高，触碰到灵感处，就可以星星之火、可以燎原，当然你需要具备这种能力。

陕西现代中医医生王幸福曾写过一篇文章，"白头翁治疗尿道痛"，师父觉得这篇文章超出了自己的知识结构，不按常理出牌，通过查资料，分析综合，融会贯通，获取了白头翁新的功能认识，感叹白头翁可是历史谜团。为什么？《神农本草经》说白头翁味苦，温，无毒。主治温疟，狂易寒热，癥瘕积聚，瘿气，逐血，止痛，疗金创。狂，容易发狂，心经有热就特别容易发狂，多种原因可导致阳气聚集到心则为热，阳气不到则为寒，温才能散。"寒热"一词在《本经》365味药中出现过104次，104味药有治"寒热"的功能，只有散才治寒热。癥瘕，瘿气，需软坚散结，软坚就需散。《本经》说其性温，后代本草都说性寒，一味药而寒温之说有这么大的差别，引起疑问。

《本经疏证》为清代邹澍（润安）撰，研究《伤寒论》《金匮要略》用药173味，白头翁是第171个，倒数第三。之所以这样，是白头翁药性不容易解开，难解啊！白头翁汤治热利原方中白头翁用药二两，用量最小，为什么？按《本经》说的性温，问题是热利能不能用温药？治湿热痢疾的芍药汤用肉桂，热因热用，有助于温通，和白头翁汤用白头翁何其相似。

师父讲到，四气五味，多是人们根据临床推理而来，除了易分清寒热的药，还有很多药很难分清寒热之性，药理作用也未必以寒热为基础，不是寒者热之、热者寒之那么简单。由此，师父认为，"白头翁"为温药，治疗湿热痢疾，热药可温散，温通，有助于气机的通畅。正因为白头翁偏温，治疗热利不是主力军，所以用量就轻，也因为不是凭力量治疗热利，而是四两拨千斤，这是老谋深算，所以叫白头翁。就像军队中的军师一样，没有力量打打杀杀，但是用计谋，四两拨千斤。由此，师父认为白头翁有温散之功，量不要大，治疗滞而不通，更契合平时讲的分化瓦解、分消走泄、分消正邪等治疗寒热胶结致癌的大法。正因如此，白头翁也是寒热并用治疗肠癌主药之一，也填充了师父的用药谱。

师父又说，《神农本草经》谓黄柏味苦，寒，主治五脏肠胃中结气热，黄疸，肠痔，止泄痢、女子漏下，赤白，阴阳蚀疮。可安五脏，治肠胃中结气热，就出乎常理。延伸治疗，有很好的指导意义。

对于风药止汗，师父理解：风药有细辛、麻黄、桂枝、荆芥、薄荷、防风等。有时汗多了，古今确实有用风药来止汗。麻黄发汗，而有人用麻黄止汗，就看量多少，又看什么条件下用。问题是，如何把握时机。风邪袭表，汗孔失和，开阖失司，用敛的办法止汗，为大家共识；但用散风邪的办法来止汗，很多人不知道。小青龙汤中干姜、细辛、五味子有收有敛，恢复汗孔的一开一阖。这就是风邪在体表未去，所以用风药。

师父耳顺之年，还对学问孜孜不倦，我辈更需努力，学无止境啊！

（杨保社）

2022 年 10 月 4 日　星期二　大雨转小雨
风生水起致肿瘤　秋雨绵绵用经方

一缕秋风送来了浓重的阴雨连绵，秋寒行走在整个长安的大街小巷，即便如此，也未曾阻挡跟师心切。今日我怀着忐忑的心情来到西安中医脑病医院，开始首次跟师门诊，书写虎门弟子新篇章。

我，来自西安的一名上海中医药大学中医内科老年病医学专业研究生毕业的中医学子，三生有幸成为虎门一员。入门谨小慎微，出门昂首阔步，师父和蔼可亲的谆谆教导，犹似一缕秋寒之阳暖意绵绵。第一次跟诊竟得到师父治瘤心法，醍醐灌顶，茅塞顿开。

李女士，66 岁，于 2022 年 10 月 4 日在西安中医脑病医院特需门诊初诊。主诉：食欲不振，浑身乏力，食后胃胀，大便不尽感，口干口苦，脚干，空腹血糖 8.1mmol/L。确诊右乳腺癌Ⅱa 期术后，要求中医治疗。既往肺结节、子宫肌瘤。

刻诊：形体中等，面色黧黑，纳减，眠可。舌暗淡瘀紫，舌两侧为重，苔薄，脉弦细。

辨病：乳腺癌术后。

辨证：瘀热搏结，热耗阴伤。

治法：养血润燥，濡润血脉。

选方：下瘀血汤加减。

处方：

桃仁 10 克	大黄 3 克	土鳖虫 10 克	杏仁 15 克
苍术 15 克	玄参 15 克	黄芪 15 克	山药 15 克
人参 10 克	土贝母 15 克	浙贝母 15 克	牛膝 15 克
杜仲 15 克	独活 15 克	当归 15 克	川芎 15 克
陈皮 30 克	竹茹 15 克	黄连 15 克	干姜 10 克

26 剂，每日 1 剂，水煎分两次服。

按语：众所周知，癥瘕积聚无外乎气滞、血瘀、痰湿及毒热，但师父从整体观念出发，辨证论治的同时抓住辨病后的病名、病因、病位、病机，此病以"干血瘀着"为病机，血热风燥，日久阴血暗耗，则血虚风燥，加之久病未愈，气血不足，卫外不固，风邪外袭，其机制重在血虚风从内生，肌肤失于濡煦。师父抓住"风为百病之长""风为百病之始""中脏多滞九窍"等，善于"捕风捉影"，喜用风药解表散邪，减轻经络脏腑压力。经络通畅，气血运行如常，只要抓住风邪的蛛丝马迹，散风解表，就是通经活络，或能消有形于无形。

《金匮要略》之下瘀血汤，可为治妇女癥瘕之主方，于癥瘕初结、未坚硬者、血瘀为患甚为切合。《金匮玉函经二注》"血之干燥凝着者，非润燥荡涤不能去也"。故以逐瘀活血散结为法，大黄涤荡逐瘀，桃仁化瘀活血润燥，缓中破结，土鳖虫下血逐瘀破结，共奏祛瘀除积、活血通络散结之功。祛风先活血，血活风自灭。糖尿病是肿瘤的姊妹病，互相影响。苍术、玄参降血糖，黄芪、山药降尿糖，是北京四大名医之一的施今墨经验对药，师父认为这也是治疗癌症燥湿相混的对药。

人参是抗癌君药，又能促进血糖的利用和吸收。一箭双雕，左右逢源。土贝母、浙贝母是师父治疗乳腺癌专方二贝母汤的主药。再用独活寄生汤的数位主药补肝肾，益气血，祛风寒。全方标本兼治，诸病同治，多而不杂，形成合力，果然与众不同。常说"听君一席话，胜读十年书"，窥一斑而知全豹，半天跟诊，拨云散雾，心领神会，豁然开朗，归结为一个字：值！

（于 赟）

王三虎教授点评：

瘀血是中医特有病证，活血化瘀是中医擅长的治疗方法。但我们对瘀血的表现多半还是局限在肿块、疼痛、月经有血块、舌有瘀斑、脉涩等少数脉症。实际上，张仲景在《金匮要略》中指出的口燥，但欲漱水不欲咽，唇痿舌青，腹不满其人言我满，以及温经汤证的手掌烦热，唇口干燥，都是瘀血的表现。

本患者的瘀血表现就很特殊。我的另一个秘传弟子王嘉琪其后发表了留言，全文摘录如下：这个患者初诊我也在场。师父抓住以下几个症状：大便便不净，小便需要揉压肚子才能出，口干舌燥但不欲饮，舌头发麻，夜间脚干燥严重影响睡眠，经常头晕舌淡，两边瘀斑成片，有子宫肌瘤史。师父当时讲此病当从瘀血论治，舌象很清楚，是体内有瘀血的表象，还有一个指征很明显就是口干不欲饮，脚干燥，正如《金匮要略·惊悸吐衄下血胸满瘀血病脉证治第十六》第10条："病人胸满，唇痿舌青，口燥，但欲漱水不欲咽，无寒热，脉微大来迟，腹不满，其人言我满，为有瘀血。"

患者自述脚干到什么程度？脚干到自觉炸裂，夜间睡觉能因为脚干而醒，需要擦油才可以缓解。由此引出了抵当汤和下瘀血汤的讨论，抵当汤中有虻虫，所以病位更加广泛而偏上，可以直达脑部，而下瘀血汤中用土鳖虫，病位更加精准于下焦，用在此更合适。当然，疗效是关键。

这不，今天2022年11月1日患者前来西安中医脑病医院复诊，面色由初诊的发暗变为红润，患者自述服药期间每天要大便6~7次，舌淡，舌周边瘀斑渐退，苔薄，精神明显好转，回家口服药后还用药渣泡脚，脚干的现象消失，不再觉脚干炸裂，睡眠转好，小便也好了，小便前不再需要按压即可出，口干改善，打嗝有所好转，继续坚持服药。大便多不也是一个排瘀血的过程吗？这是真真切切看到的效果，真的可以说是药到病除，我有幸跟诊师父治疗了这名典型的"瘀血"患者，看到了下瘀血汤的妙用，惊叹师父的临床思维严谨，有时候我们就是要像师父一样去逐字逐句细抠经典，才能发现其中奥妙，发挥经典的真正作用。

2022 年 10 月 6 日　星期四　小雨

《伤寒》不厌百回读　条文排列有实录

《中医抗癌进行时 4——随王三虎教授临证日记》已经出版两年半了，作为主编，看到本书畅销不衰，我由衷地高兴。但是，一则由于工作繁忙，二则由于现在父亲的秘传弟子太多，有时站的地方都没有，我也只能屈居于后了。现在不然，作为全国老中医药专家学术经验继承工作继承人，我只有当仁不让了。

今天一大早随父亲来到秦华中医院，绵延而来的一场秋雨没有阻碍患者看诊的热情，刚落座，一对夫妻就推着一位白发老人进了诊室，轮椅上的老人形体消瘦，颜面浮肿，面色蜡黄，精神萎靡，低头不语。这种似醒非醒、似睡非睡的状态让人联想到"脉微细，但欲寐"的少阴病主症。老人是他们的母亲，已经 86 岁高龄了。上腹疼痛有月余，加重三四天。两周前行腹部CT 检查提示：胰腺恶性肿瘤，大小 2.2cm×2.0cm。既往有肝囊肿、胆囊结石。冠脉支架植入 3 月余。

这时患者微睁浮肿的双眼，说自己上腹痛，每天吃芬必得 2 次，后背痛，恶心呕吐，口渴，但水都喝不进去，厌食。老人语声偏低，但言语清晰流利，不像是少阴病四逆证，倒像是"腹中痛，欲呕吐"的黄连汤证。父亲问询详细，我一方面肯定着自己的想法，另一方面继续听患者描述：口干，头昏，乏力，失眠，心中烦热，小便不利，尿黄，大便难，色黑，几日一行。舌暗苔白，脉沉细。

此时父亲让我们几个师兄妹说出各自想法，大家踊跃发言，我满怀信心脱口而出"病位在中焦，结合症状，这是寒热错杂，以寒为主的黄连汤证"，保社师兄说"半夏泻心汤合滑石代赭汤"，嘉琪师妹说"小柴胡汤合栀子豉汤"，柴师姐说"大柴胡汤"。父亲听完，先说曾经在淄博博物馆看到林则徐书写的对联："旧书不厌百回读，至理须从万事经。"经典著作还需常读常新，只有经历了才会懂得自然、社会、人生小细节里的大道理，悟出至理名言。

父亲又提到了《周易》中的一句"非我求童蒙，童蒙求我"，大家通常理解为不是我有求于孩童，而是他们有求于我，实际意义应该是，不是我们把问题看复杂了，实际上事情往往是复杂的，多因素的，客观要求我们用复杂的眼光和方法对待复杂的事物。父亲看似无意，实则有心教我们做人和治学的道理。我们还在揣摩消化时，他已经默默写完病例。

诊断：伏梁。

辨证：水停心下，寒热胶结，胃失和降，腑气不通。

治法：化气利水，寒热并用，疏泄三焦，辛开苦降，和胃通腑。

用方：五苓散，栀子生姜豉汤、大柴胡汤加减。

用药：

桂枝 12 克	泽泻 15 克	白术 12 克	茯苓 15 克
猪苓 15 克	栀子 12 克	淡豆豉 12 克	柴胡 12 克
黄芩 12 克	麸炒枳实 15 克	姜半夏 12 克	白芍 30 克
大黄 12 克	生姜 5 片	大枣 6 枚	黄连 10 克
紫苏叶 15 克	人参 15 克		

9 剂，水煎服，日 1 剂。

父亲讲，胰腺癌是一种恶性程度很高、诊断和治疗都很困难的消化道恶性肿瘤，5 年生存率 <1%，是预后最差的恶性肿瘤之一。胰腺癌早期容易侵犯

周围组织器官和远处转移，加之早期无明显或特异性的症状和体征，缺乏简单而可靠的诊断方法，因此早期诊断十分困难。确诊时多属晚期，已失去根治性手术机会。手术死亡率较高，而治愈率很低。当然，也正因为如此，西医手术、放化疗几乎都是作用有限，这就给中医治疗胰腺癌提供了发挥作用的空间。

胰腺癌的临床症状：上腹部饱胀不适、疼痛、自觉痛、恶心、呕吐、消瘦、焦虑、急躁、抑郁、发热、明显乏力或腹泻等。现代中医基本上是按照积聚、黄疸、伏梁等辨证治疗。父亲抓住寒热胶结、升降失常的基本病机和腹痛呕吐的主症，运用《伤寒论》第173条"伤寒，胸中有热，胃中有邪气，腹中痛，欲呕吐者，黄连汤主之"。

也有以腹泻为主症的，依黄金昶教授的经验用乌梅丸。但是，今天的患者，病情危重且复杂，父亲抓住"恶心呕吐，水都喝不进去"以及口干、小便不利，舌暗苔白，说："这是《伤寒论》渴欲饮水，水入则吐者，名曰水逆的五苓散证，也是先要解决的问题，能吃饭了就好办。"

失眠，既是五苓散证，《伤寒论》第71条说"烦躁不得眠"，也是栀子豉汤证，《伤寒论》第221条说"烦躁不得眠"。而恶心呕吐，头昏，乏力，腹痛，大便难，色黑，几日一行，则是大柴胡汤证。《伤寒论》第103条：太阳病，过经十余日，反二三下之，后四五日，柴胡证仍在者，先与小柴胡。呕不止，心下急，郁郁微烦者，为未解也，与大柴胡汤，下之则愈。父亲出口成章，娓娓道来，我们只有点头称是的份儿了。

父亲进一步指出，这个病例就是"风邪入里成瘤说"的具体体现。为什么得胰腺癌？是因为风寒之邪由表入里，可以从上到下，所以栀子豉汤证、五苓散证、大柴胡汤证都在太阳篇讲的。以前我们没有深究，现在看来张仲景《伤寒论》的条文就是临证实录。

看看《伤寒论》第74条、第76条、第103条都在太阳病篇，相隔并不远，很可能就是一个人的病情进展过程的实际记录。这样说来，就像刘渡舟教授强调《伤寒论》条文排列法的意义一样，这里边的门道很深呐。

"其身正，不令其行；其身不正，虽令不行"，父亲身后的经典基础、严谨的治学态度、新颖的教学理念和达观的处世态度对我们的影响不可谓不深远。

（王　欢）

2022 年 10 月 7 日　星期五　晴

特诊室里故事多　今天随便说一个

今日上午，在益群国医堂特诊室，只见一个患者精神大好，进门还未坐下，就高兴地说药吃完两个月了，因疫情影响未能及时复诊，他之前大便带血，便次多，但是现在血块、血水都消失了，大便正常了，下肢痒也减轻了。这不又找王老师继续瞧病来了。

2022 年 7 月 7 日，患者张先生，男，73 岁，在其表弟引领下前来就诊。主诉：直肠癌术后半月。近两月来大便带血，便次多，有血块、血水，食亢，眠可，大便偏干，下肢皮疹瘙痒，冠脉支架两次植入，舌红苔黄厚，脉结代。病理分期：$PT_2N_0M_X$。诊断为直肠癌术后（湿热成毒，风邪入里）。

当提及肤痒时，师父说："我提出寒热胶结致癌论，那这寒和热怎么来的？当然我们可以是从吃的食物寒热、受的寒热来解释，但其实《内经》有一句话就说过：'风成为寒热'（《素问·脉要精微论》）。"随后师父开出升麻鳖甲汤、海白冬合汤、白头翁汤、定志丸、槐角丸、三物黄芩汤、栝楼薤白半夏汤七方合方，28 剂。

2022 年 10 月 7 日二诊：精神可，大便可，下肢痒稍轻，腿软，尿无力，健忘。舌淡红苔薄，脉滑，脉结代消失。王老师说，这样看来一诊按"肠风"的治疗思路应该是对的，直肠癌在古代书籍中是见于"肠风""脏毒"两个病。"脏毒"和"肠风"共同的症状都是出血，只不过脏毒的血晦暗，肠风的血鲜明而已。

一般来说，直肠癌的初期多半是体质壮实，舌红苔黄厚，见于嗜辛辣、烟酒而导致了大肠湿热成毒，气机不畅，气血凝滞，从这个病机上讲，它就是白头翁汤证，张仲景讲的"热痢下重者，白头翁汤主之"就是这个意思。当然，白头翁汤证应该包含了细菌性痢疾，但是我们在临床上发现，直肠癌的初期表现就是白头翁汤证的表现。所以白头翁汤用白头翁、黄连、黄柏、秦皮清热燥湿解毒，就是直肠癌早期的代表方剂。

当然，这样一比较，古代的脏毒也就是这个意思。古代把肠风和脏毒并论。认为风邪入肠，与湿热相合，损伤大肠脉络而成。我用防风、荆芥治疗肠风，生地黄、槐花凉血。椿根皮、苦参清热燥湿，对直肠癌引起的肛门渗液、潮湿也是可以加用的。

另一个是香连化滞，木香、黄连、枳实来化滞。枳实也好、枳壳也好，它是治疗直肠癌非常有效的药，是古人治疗肠风、脏毒常常用的药。血脉复常可喜，但风邪仍稽留体表，肾虚。针对下肢痒、肾虚、健忘症状，师父在上方基础上增加炒蒺藜、龟甲、茯苓、石菖蒲、远志，28 剂继服。

（刘花梅）

王三虎教授点评：

风为百病之长，风为百病之始。是风，把问题搞复杂了。我们只能以复杂对复杂，经方时方并用，十八般武艺斟酌，多种渠道祛邪，四面八方围堵。古语云："旧书不厌百回读，至理须从万事经。"益群国医馆特诊室的成立也就三个月，但出奇制胜可以告慰大家的案例不少，这个可以从"王三虎"公众号上看到，此不赘述。一寸光阴一寸金，看病还须多用心。

2022 年 10 月 9 日　星期日　晴

风邪入里成瘤说　蛛丝马迹可捕捉

今天跟诊，老师讲了很多年来自己看病过程中循序渐进总结的经验，让人听得特别过瘾，也特别感动。一位女性患者，51岁，高血压病史5年，平常血压150/80mmHg。确诊右侧乳腺癌2个月，手术前全身化疗3次，肿块从5cm缩小到2cm，患者很高兴，可是又出现骨髓抑制，白细胞减少，肝损害。所以就想通过中医治疗，多方打听，慕名来到王三虎老师这里。

老师讲过去自己看这个乳腺肿瘤多从肝气郁结、痰气凝结下手，治疗多疏肝理气，化痰散结，特别强调一般不采用毒性药物和以毒攻毒的方法。而现在老师经验更加丰富了，对风为百病之长的认识更加深刻了，乳腺肿瘤是风邪由表入里过程中，尚未入里，进入到阳明经，到皮肤肌肉层次，由风变毒的演变。

老师再次追问病史，患者诉自己皮肤瘙痒已经有3～5年了，眼睛干涩，有飞蚊症。老师讲，这些症状医生从来就没有重视，可以说是视而不见，听而不闻。实际在肿瘤疾病出现之前，患者已经被风邪所困扰很久，诸如耳鸣，鼻塞，关节疼痛，皆为风邪所袭。

风为百病之长，风为百病之始，风邪是导致疾病的首要原因，而并不是我们常常认为的情绪，肝气郁结。由外因引动内因，过程缓慢，从量变到质变，常常不被我们察觉。等到发现已经是"风邪入里成瘤"了。从风论治肿瘤，两味药值得一提。张仲景先贤用王不留行散治疗疮疡，刀刺伤，经络阻断。王不留行是植物种子，有祛风、温润、通经的功效，是解风毒第一要药。第二就是蒺藜，万病积聚皆可用，疏通气机，祛邪散风。

老师治疗乳腺疾病的专方二贝母汤已经被大家广为熟知，今天用的处方是升级版的新拟二贝母汤：

土贝母20克	浙贝母20克	山慈菇12克	瓜蒌30克
青皮15克	夏枯草30克	蒲公英30克	连翘30克
漏芦12克	路路通12克	王不留行50克	甘草10克
菊花50克	白蒺藜30克	石膏30克	

（雷　琰）

2022 年 10 月 15 日　星期六　晴

进京赶考已过关　两个病历见一斑

王三虎教授继北京超岱中医研究院之后，作为北京四惠南区的特聘专家，于 2020 年 9 月开始每月 15 号出诊至今，出诊共计 26 次（包括疫情原因视频远程看诊 11 次）。共诊 514 人次，初诊 259 人，复诊 255 人次。我非常荣幸作为医助能够跟随王三虎教授看诊，在此与大家分享两个病例，内容有不到位的地方，还请多多包涵。

病历一：

李女士，55 岁，云南人（现住北京），2021 年 5 月 15 日初诊。主诉恶风，失眠，乏力，心悸，口干，耳鸣，痰咸，胁痛，下肢肿年余，舌淡脉弱。方用：桂枝加龙骨牡蛎汤合酸枣仁汤为主。处方：

桂枝 12 克	白芍 12 克	炙甘草 12 克	大枣 50 克
炒酸枣仁 20 克	茯苓 10 克	川芎 12 克	煅龙骨 15 克
煅牡蛎 15 克	生姜 6 片		

28 剂，水煎服，一日两次。

按语：王教授辨病为虚劳，以桂枝加龙骨牡蛎汤调和阴阳，交通心肾为主。合的酸枣仁汤养心肝血，为治疗虚烦失眠之常用方。方药平淡无奇，恰恰是大医本色。

2021 年 6 月 15 日二诊：服用中药后自述各项症状均有所减轻，有效，舌边齿痕、舌质稍暗；另诉：悲伤欲哭。上方加黄连 6 克。28 剂。

2021 年 9 月 15 日三诊：知困欲眠，悲伤欲哭好转，仍易醒，心烦，口腔溃疡，喉中有痰，先黄后白，尿热。舌红苔薄白，脉细。上方加当归 20 克，熟地黄 30 克，竹叶 6 克，28 剂，水煎服，一日两次。

按语：此次加味乃针对虚火上炎，是口糜舌烂的引火归原法。

病历二：

付某，女，82 岁，黑龙江人，2021 年 4 月 15 日初诊。患者确诊胃癌，于 2021 年 1 月 8 日行远端胃大部分切除术，术后无放化疗。既往史：抑郁症多年。刻下：胃脘不适、口苦、悲伤、妄想害怕、背热脚凉。王教授开处方如下：

姜半夏 12 克	黄连 12 克	黄芩 10 克	干姜 10 克
大枣 30 克	炙甘草 10 克	人参片 10 克	陈皮 10 克
茯苓 10 克	枳实 10 克	姜厚朴 10 克	竹茹 10 克
鸡内金 10 克	煅瓦楞子 15 克		

7 剂，水煎服，日 2 次。

2022 年 4 月 15 日视频二诊：患者服药后有效，自觉胃脘不适、口苦较前好转，咳嗽。上方加桔梗 10 克，灵芝 12 克，21 剂，水煎服，日 2 次。

2022 年 5 月 15 日视频三诊：自述服上方后咳嗽消失，主要不适：焦虑，悲伤欲哭，头晕耳鸣。上方加：浮小麦 12 克，杜仲 12 克，枸杞 10 克，菊花 10 克。21 剂，水煎服，日 2 次。

2022 年 6 月 15 日视频四诊：上方改浮小麦为 30 克。

2022 年 7 月 15 日视频五诊：悲伤欲哭好转，主要表现胸闷、胸痛。上方加：栝楼 20 克，薤白 12 克，枳实 18 克，丹参 15 克。

2022 年 8 月 17 日视频六诊：上方改黄连 9 克，加柴胡 10 克，葛根 10 克。

2022 年 9 月 15 日视频七诊：上方加白头翁 6 克。

2022 年 10 月 15 日视频八诊：上方改大枣为 50 克、炙甘草 15 克。

按语：上述患者为老年胃癌术后，又伴有抑郁史，老年肿瘤与自身免疫功能下降，营卫气血不足，脏腑功能衰退，经络失养等有关，由于老年人机体脏腑阴阳气血失调，王教授在首诊病历以半夏泻心汤为主方。本方为调和肝脾、寒热平调、消痞散结之功效，主治寒热错杂之痞证，与王教授提出"寒热胶结致癌论"的病机相一致。

方中加入甘麦大枣汤，为治脏躁的常用方，方中小麦为君药，养心阴，益心气，安心神，除烦热。甘草补益心气，和中缓急（肝），为臣药。大枣甘平质润，益气和中，润燥缓急，为佐使药。第七诊中加白头翁 6 克，大出所料。这实际上是王教授对白头翁的新见解。白头翁性温，用量不要大，温通祛风，四两拨千斤。白头翁汤中白头翁是四味药中用量最小的，可以为证。"王三虎"公众号上有讲过的。

王教授常说他是进京赶考，谦虚有加。两年多的实践证明，他交了几十张合格的患者满意的答卷，其间患者遍及国内东西南北，复诊率高，反馈甚佳，也受到我们众多医馆同仁的热爱，只要王教授一来，大家总是争先恐后地接近诊室，拾得一招半式也感无比幸福。我是近水楼台先得月，收获良多。

（李海霞）

2022 年 10 月 21 日　周五　晴
狐惑合病阴阳毒　两首经方半月除

昨天晚上 8 点多时，潘女士微信通知让我等她一下。说 9 点半下班，身体不舒服开点中药吃。来时诉 2 个月前意外怀孕，做人流手术后复查有卵巢囊肿，想吃一下去年吃过的药方。我想起去年 10 月，她因卵巢囊肿，有炎症，消炎后准备去医院手术的。

我说那你先保守治疗，中医消炎也可以的，她说那试试吧。我就把详细情况检查报告发给王教授，当即收到处方。吃了两个星期后，她就着急去医院检查，做了 B 超发现卵巢囊肿不见了，本来要做手术的，连吃两个星期中药就不见了，这中药功效还不算奇效吗，好惊喜。

这是去年 2021 年 10 月 22 日当时我根据她的讲述发给王教授的微信：潘女士，34 岁，2 个月前检查，HPV 感染，肿瘤指标 1 级，宫颈、卵巢多发囊肿 20mm×30mm，子宫内有肌瘤。

主诉：坐凳子上小腹有顶压痛感，平常有小腹痛已 2 年，现胸闷、头晕、有点想呕吐，乏力没劲。口腔溃疡。阴道有灼热感，外阴痒，白带有异味，常带血丝。月经不定期，来月经有血块，晚上睡觉翻身腰痛，像被人打过，夜里易惊醒，醒来又难入眠，没食欲但也会正常吃点下去。大便每日一行。小便黄，半个月前睡觉出虚汗。这几天变冷了没出汗，活检为子宫高度病变三级，西医要求手术治疗。舌淡红，苔薄白。

王教授回复处方：

甘草 12 克	姜半夏 12 克	党参 12 克	干姜 9 克
黄连 9 克	黄芩 12 克	升麻 30 克	鳖甲 15 克
当归 12 克	生地黄 30 克	土茯苓 30 克	白芍 12 克
玄参 15 克	女贞子 12 克		

7 剂。

口腔溃疡平复。又诉白带色黄，豆腐渣样，阴痒，右脚一个趾头麻木。原方再取 7 剂。

女人的通病，王教授的经方，简便廉验。真的能为很多女性带来好处，福音啊！

（姚金仙）

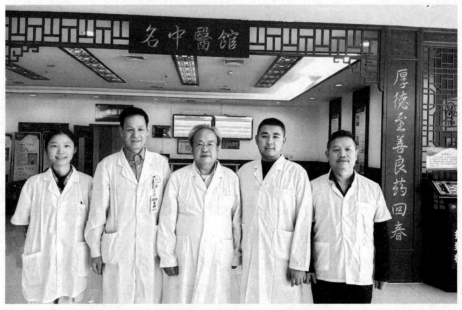

图 2　王三虎教授等在渭南市中心医院名中医馆

王三虎教授点评：

姚金仙由药店学徒到药师，自己开店，人气很旺。3 年前我到义乌，顺便看看这个学生，她就看了 25 个患者。医学是人学，我们要向她学习。这个患者，我抓住口腔溃疡、阴道灼热和"晚上睡觉翻身腰痛被人打过样"，辨为狐惑与阴阳毒合病，直接用二病之主方甘草泻心汤和升麻鳖甲汤。一周口腔溃疡消失，两周卵巢囊肿消失。不能不叹服经方的神奇。一病有一病之主方，一方有一方之主药，诚然！

2022 年 10 月 30 日　星期日　阴

疫情封锁受熬煎　中美交流在云端

疫情锁住了来往的脚步，开启了经典云端学习模式。今天上午有幸受老师安排，参加云端"美国加州针灸疑难病学会"听课学习。全程由中医抗癌代表人王三虎老师授课，课程共分三部分：第一，肺癌的经方治疗；第二，胃癌的经方治疗；第三，恶性肿瘤风寒虚瘀外治法。我是用手机听课的，不知是软件的问题，还是云端网络的问题，全过程屏幕上不显示课件内容。王老师是全程脱稿授课，讲经验、说条文、论前沿，声声震撼，句句感叹。这就是中国的老中医，这就是我们的标杆，这就是真正的中国精神，字字句句都透露着精彩的中国故事。老师不知疲倦的学习精神，出口成章的经典条文、行之有效的自拟方剂等，将激励我学中医、用中医更加自信，更加坚定。老师 4 个小时的授课，我收益颇丰。

"《金匮要略·肺痿肺痈咳嗽上气病脉证治第七》中，张仲景讲的肺痿就是肺癌。"瞬间我恍然大悟，老师的第一句话就道破了我多年来的困惑——肺痿究竟是指肺的什么病？第 2 版《古代汉语词典》、有道词典手机版上也都没查到确切的"肺痿"释义。真有"听君一席话，胜读十年书"的感觉。远在天边的疑惑"肺痿"，就是近在眼前、时时谈说的"肺癌"。肺痿之病从何得之？师曰：或从汗出，或从呕吐，或从消渴，小便利数，或从便难，又被快药下利，或从外感，重亡津液，故得之。

老师引用前辈张仲景设定的师徒问答形式详细讲述了肺癌病因：有的人是出汗多；有的人是呕吐；有的人糖尿病，小便多；有的人是大便困难，用泻药多；有的人是受外邪感冒发热等，结果导致津液大量丢失。《金匮要略》只说到前4条，第5条是老师根据临床观察总结，补充上的。可见老师学用经典已经达到炉火纯青、出神入化的境界。这也是老师经常强调的，不但要学好有字之书，还要揣摩好无字之书，既然是《金匮要略》，就是字字如金，该略就略。这充分彰显了王老师的治学精神，熟背经典，活用经典，但不拘泥于经典，整体贯穿了王老师守正创新的中医理念。

肺癌兼有胸腔积液的患者我能保证只要依从性好，口服我开的中药方剂，90%的患者都能达到药专效宏的疗效，不必再去胸腔穿刺抽吸、置管引流。胸腔穿刺置管是既疼痛又难受，给患者日常生活带来很多不便。其实前辈早就给我们指明了方向，还给了我们具体治病的方法，如脉沉者，泽漆汤主治；肺痈，喘不得卧，葶苈大枣泻肺汤主之。脉沉、喘不得卧是患者有胸腔积液的脉症和临床表现，只要抓住主症，用准方药就不可能没效果。

王老师依据经典自拟"葶苈泽漆汤"，治疗肺癌合并胸腔积液，多年临床观察，屡用屡效。看着老师胸有成竹、热情洋溢的讲述，我不禁暗自神伤，拜师恨晚的感觉油然而生，感慨万千。自己是乳腺专业的医生，乳腺癌晚期合并胸腔积液，喘不得卧的情况时不时就有发生，但当时只知道停留在水气病篇，用防己黄芪汤、越婢汤、防己茯苓汤、麻黄附子汤等，合方或随证加减，或与化疗配合，效果均显一般，往往最后还需要胸腔穿刺放水或胸腔置管引流获效。

4个小时的聆听，解开困扰我多年的诸多临床谜团，顿时神清气爽，有种踏破铁鞋无觅处、得来全不费工夫的自豪感。王老师，中医肿瘤领航人，当之无愧。老师讲授的第二部分，有胃癌经方治疗中胃癌肝转移的典型病例；第三部分，恶性肿瘤风寒虚瘀外治法中，为解决科室人员的吃饭问题而针对患者的风寒、虚、瘀开辟的艾灸、针灸、刺血拔罐及黄芪、当归注射液穴位注射等，都有我道不尽的感言，说不完的感悟，篇幅有限，不能尽述。老师博学的经典内涵，严谨的治学精神，丰富的临床经验、传承创新的教学理念，将是我以后医路上的一面镜子，一盏明灯，指引我不懈努力，勇往直前。新冠疫情三连贯，国界受限出行难，云端开启面对面，跟师学习不间断。

（王丰莲）

2022 年 11 月 1 日　星期二　多云

三阳结者谓之隔　风寒束表津凝着

疫情依旧笼罩者西安，我从衡水仍然如期而至。今早还思索，师父在广行中医门诊部怎样"耍妙手"呢？果不其然，上午 10 点之前的第 3 个，和第 5 个患者，就可以大书特书。启发思维，回味绵长。

患者一：孙先生，85 岁。2022 年 9 月 6 日初诊，食管癌，吞咽困难半年，不吐白沫，不大便干，食可，精神可，舌淡胖苔白，脉滑弦数。用方：全通汤。

处方：

威灵仙 30 克	白芍 30 克	炙甘草 12 克	姜半夏 20 克
人参 12 克	栝楼 30 克	枇杷叶 12 克	守宫 12 克
冬凌草 30 克	代赭石 20 克	竹茹 12 克	枳实 15 克
黄连 12 克	干姜 10 克	浙贝母 15 克	

2022 年 10 月 4 日二诊，效，舌淡，苔薄，脉滑数。上方加桂枝 12 克。

2022 年 11 月 1 日三诊，效，前天后背疼，拔火罐后吐血块，顿觉轻松，舌淡红，苔薄，脉滑。上方加蜈蚣 2 条。处方：

蜈蚣 2 条	桂枝 12 克	威灵仙 30 克	白芍 30 克

炙甘草 12 克	姜半夏 20 克	人参 12 克	栝楼 30 克
枇杷叶 12 克	守宫 12 克	冬凌草 30 克	代赭石 20 克
黄连 12 克	干姜 10 克	浙贝母 15 克	竹茹 12 克
枳实 15 克			

患者二：王某，男，50 岁。2022 年 11 月 1 日初诊：食后及生气后胃脘疼痛 1 年，眠差，大便不干，痔疮，舌淡红，苔薄，脉沉。2022 年 10 月 14 日胃镜：①反流性食管炎（A 级）。②贲门黏膜病变（性质待定）；活检：贲门腺癌。③慢性萎缩性胃炎（C1）伴糜烂。CT 检查：食管下段与胃结合处结节样突起 9.6mm×6.4mm（T1b），周围见一强化肿大淋巴结。

在师父的追问下，患者回忆：常睡觉开窗，包括冬天。有一次在开一点窗基础上不知道另一扇窗大开。还有一次坐大巴，迎面来风，当即胸痛。五六年前，脱衣后皮痒，有风团，持续二三年，服药后止。兼指趾关节同时疼痛，服药后止。手指疼痛去年又发，今年开始怕冷，夏秋尤甚（以前不怕冷）。

辨证：情绪不畅引发心神动摇，风邪入里。

方选：全通汤。

处方：

冬凌草 30 克	炙枇杷叶 12 克	守宫 12 克	白芍 30 克
威灵仙 30 克	甘草 12 克	竹茹 12 克	炒枳实 30 克
姜半夏 12 克	栝楼 30 克	生晒参片 12 克	代赭石 12 克
蒺藜 30 克	薤白 15 克	厚朴 30 克	桃仁 15 克
虻虫 6 克	枳壳 30 克	槐花 30 克	防风 12 克

两个患者，皆用全通汤。这是师父最早的自拟方，治疗食管癌效果可靠，20 多年来医界同仁也多有应用。不必赘述。

第一个复诊患者自述，服全通汤 3 个月，因背痛，而拔火罐后吐血块，经络疏通，顿觉轻松，此不正是《金匮要略·脏腑经络先后病脉证第一》"四肢才觉重滞，即导引吐纳，针灸膏摩，勿令九窍闭塞"。用针刺、放血、推拿解决经脉壅塞不通的问题。叶天士也提出"非通不能入脉，非涩无以填精"，此患者内服药三月余，碰巧外治，外透皮毛腠理，内搜剔积痰凝血，吐出血块及肉样物，壅塞得通，顿觉宽展。

针对第二个初诊患者的追述，有明显的感邪过程，表邪不解，体内压力过大，导致经脉壅塞不通，再加上生气而致病。由此，师父讲，这又是表邪致病的一个典型病例。以前中医界认为"有一分恶寒就有一分表证"，但从大量的病例来看，表证范围应该更宽更广，师父用肯定的口气斩钉截铁地说：身疼痛，就是表证，疼痛是临床常见症状，病机是壅塞不通。

根据是什么？《伤寒论》第91条：伤寒，医下之，续得下利，清谷不止，身疼痛者，急当救里。后身疼痛，清便自调者，急当救表。救里宜四逆汤，救表宜桂枝汤。明确提出身疼痛就是表证。《金匮要略·脏腑经络先后病脉证第一》"四肢九窍，血脉相传，壅塞不通，为外皮肤所中也"。更指出外邪是由表入里，由皮肤到肌肉到筋脉到血脉到骨髓层层入里的。

表证，病位到什么程度？是皮毛，还是到肌肉？师父认为，表证包括肌肉层次。《伤寒论》第16条"桂枝本为解肌……"，还有《金匮要略》中葛根汤治刚痉，说明表邪不光在皮肤，而是到了肌肉，甚至到经脉。"解肌"把表证范围扩大了。表证可以用桂枝、麻黄解表，也可以用针刺，放血，推拿，说到底就是解决经脉壅塞不通的问题。

怎么解决壅塞不通呢？南北朝时期的北齐徐之才著有《药对》，此著作离张仲景的年代很近，最能显示当时的知识结构。其中提到"宣可去壅，生姜、橘皮之属是也""通可去滞，通草、防己之属是也""泄可去闭，葶苈、大黄之属是也"仅仅这6味药，已经能够影响到我们的思维了。

话锋一转，由这两个消化道癌患者，师父兴趣盎然地又提到了"噎膈"，经云："三阳结谓之隔。"忽然问"三阳"指的什么？我们还面面相觑，百思不得其解下，师父石破天惊地提出："三阳即太阳。"代表着表邪，风邪。隔也有由表邪结滞而发展成隔的意思。

查资料，"噎膈"是中医四大难症之一，食管癌相当于中医的噎膈。有关"噎膈"病的文献十分丰富，其资料之众多、学术思想之活跃、不同学术观点争论之激烈，世所为罕。《素问·阴阳别论》说"三阳结谓之隔""隔塞闭绝，上下不通则暴忧之病也"。《伤寒论》说"伤寒表不解，心下有水气，干呕，发热而咳，或渴，或利，或噎，或小便不利，少腹满，或喘者，小青龙汤主之"，提到了"噎"。《备急千金要方》说"此皆忧恚嗔怒，寒气上入胸胁所致也"。

张子和《儒门事亲》认为《内经》"三阳者"，为大肠、小肠、膀胱；结，结热也，并引经文"气厥论云：肝移寒于心，为狂膈中。阳气与寒相搏，故膈食而中不通，此膈阳与寒为之也，非独专于寒也"。《景岳全书·噎膈》引用此句经文以阐述噎膈病机。清张隐庵云："三阳，太阳也……太阳之气，生于膀胱。从内膈而出于胸胁，从胸胁而达于肤表。阳气结则膈气不通。内膈之前，当胃脘贲门之处，膈气逆，则饮食亦隔塞而不下矣。"

现代肿瘤大家黄金昶认为"三阳结"是少阳、阳明、太阳三阳互结，形成"膈证"，少阳相火，主枢，多火、多郁；阳明燥金，主阖，多阴虚、多逆；太阳寒水，主开，多寒、多痰、多瘀。三邪互结，阻滞气机、日久化痰化瘀，痰、火、燥、寒、瘀、郁是食管癌核心病机，其共同作用发为食管癌。由此可见，历代医家对"三阳结谓之隔"的观点可谓见仁见智，不乏经验，甚至可以说观点之相左，争鸣之激烈未出其右。

师父接着讲到，看历代这么多的争鸣，虽然张隐庵也认为三阳是太阳，但仅仅就事论事，并没有带给临床的启迪。为什么说三阳是太阳呢？一阳是少阳，小阳；二阳是阳明；三阳是太阳，巨阳。太阳在三阳中面积是最大的，《内经》中就称其为三阳、巨阳。《灵枢·营卫生会》说："太阳主外。"就是指太阳阳气的卫外功能而言。这也就是将其称为"太阳""三阳""巨阳"的道理所在。太阳的阳气作用于体表，有卫外的功能，所以说太阳主表。而体表的阳气被外来的风寒邪气所伤，当然也就可以称其为太阳病了。

而师父敏锐思考"三阳结谓之隔"，三阳即太阳，由此大胆构想：隔也有由表证而来的，食管癌与表邪有密切关系，或表证常与肿瘤相关，甚至很多肿瘤患者表证仍在。第二个患者明显的受风过程，更加佐证了"风邪入里成瘤说"科学性。而临床常常用解表的小青龙汤治疗食管癌，根据《伤寒论》第40条的"或噎"，也可以得到佐证。

师父之前认为，癌毒是噎膈顽固难愈的本质，又针对阴衰阳结，痰气血瘀，燥湿相混，上下不通的复杂病机，治疗时补阴不利于阳结，通阳又碍于阴伤，寒热有失偏颇，补泻均非所宜，是癥结所在。今天经过探讨，可以看出也有由太阳之邪结滞而发展成膈的，这又为噎膈提出一种病因或提出了解决问题的一种方法。师父就是这样理论联系实际，经典联系临床，教学相长，甚至灵光乍现，边临床边体悟，也给我们树立了榜样。

（杨保社）

王三虎教授点评：

一般而言，认识总是由浅而深，但我们对噎膈的病因病机却是"先深后浅"，表证不解，壅塞不通，势必影响到食管、肺、甲状腺、乳腺、肝胆、胰腺、卵巢、子宫等，而形成结节、囊肿、血管瘤等，不一而足。

值得一提的是，第一个食管癌患者提到曾吐出血块时，我拿出前几天另一个食管癌患者服全通汤后吐出的长条管状物的照片，让他比对，虽比这个要小一些，但又有相似之处。以往不明白为什么有的人吃药后能吐出肿瘤组织，现在看来，针灸也可在药物作用下促进肿瘤组织脱落。进一步探讨方药的奥秘，很有必要。

2022年11月1日　星期二　多云
癌症术后已三年　捷报频传非偶然

前天，学习了师父在美国加州用针灸治疗疑难病的云端讲座。在讲座内容第二部分的胃癌经方治疗中，他讲到"燥湿相混，寒热胶结"是胃癌的基本病机，占到胃癌患者证型的80%。这里师父强调，我们治病时，容易忽略辨病的重要性，若从辨证的角度出发，会忽视病程早中晚期的不同变化。随后师父毫无保留地分享了他用经方治疗胃癌的医案。

师父绘声绘色的经验分享，朴实守真的讲座风格，余音绕耳久不散去，令我受益良多。恰好，今天跟诊，来了位刘女士，胃癌术后3年，貌如常人，根本不像罹患过癌症的患者。我不由感叹道："你这恢复得真好！"刘女士微笑着说："我做完手术的时候，很虚弱，站都站不起来，并且有很严重的贫血。但是今年7月复查，血红蛋白几乎接近正常值。同时胃口好了，吃饭可以，饿得快，但是自己控制，不敢多吃。另外，关键是睡眠也改善了很多，1个月里心里有事才会失眠一两晚。原来大便不畅，现在已经改善。精神好，心情跟着也好。现在天冷了，我想再找王教授巩固巩固。"

摘录医案：刘女士，64岁。2020年9月1日在西安广行门诊部初诊。胃癌术后8月余，化疗8次，消瘦1年。刻诊：面黄虚浮，失眠，口干，纳差，泛酸，大便干，略乏力，舌暗红，苔黄，脉弱。方用半夏泻心汤、滑石代赭汤、乌贝散加减。处方：

百合 30 克	滑石 15 克	代赭石 12 克	姜半夏 15 克
黄连 10 克	黄芩 12 克	人参 12 克	大枣 30 克
干姜 10 克	炙甘草 12 克	当归 12 克	炒枣仁 15 克
瓦楞子 30 克	鸡内金 30 克	海螵蛸 20 克	浙贝母 12 克

30 剂。

2020年10月6日二诊：食增，眠偶差，少许痰，贫血状况稍好转，舌红小，脉沉细。上方加神曲10克，麦芽10克，陈皮15克，竹茹10克。26剂。

2020年12月1日三诊：效，痒消痰消，腰困，眠偶差，苔薄黄，脉滑。10月6日方加净萸肉15克，杜仲15克，26剂。

2021年10月5日四诊：外出停药，复查未见异常。近来失眠，舌淡红，苔薄，脉弱。处方：

茯神 10 克	当归 12 克	炒枣仁 30 克	川芎 12 克

知母 10 克	合欢花 12 克	净萸肉 15 克	杜仲 15 克
百合 30 克	滑石 10 克	代赭石 10 克	姜半夏 15 克
黄连 10 克	黄芩 10 克	人参 10 克	大枣 30 克
干姜 10 克	炙甘草 10 克		

25 剂。

今日是第五诊了，患者一年来只有前几个月吃了几十剂上方，随后自我感觉良好而停药，今日再来，巩固疗效。

半夏泻心汤是我们耳熟能详的方剂。半夏的降逆，消痞散结，黄芩的泻火清热燥湿，干姜的温中散寒与黄连的清热燥湿解毒，这些对药的组合能够辛开苦降，不正是符合脾胃气机升降的特点吗？这就是针对师父讲的寒热胶结型胃癌的病机啊！还有方中滑石代赭汤中的百合，不止是润肺，滋阴，还有利大小便、补中益气的作用；其中滑石的滑利性，"荡"胃中寒热积聚，代赭石的降逆通便，除腹中邪气。患者主诉口干，大便干，面部虚浮——这不恰好是师父讲的燥湿相混嘛！药方的组成，虽然都是常见的药材，没有用抗癌的"毒药"，却有很好的疗效。师父针对患者病情选方用药的靶向性可见一斑。

（柴方珍）

2022 年 11 月 5 日　星期六　晴

捕风捉影寻病根　手到病除祛顽疾

疑难病，其疑在于病因不明，症状杂乱无章，表面上毫无逻辑关系，无参考对比标准，其难在于无系统可靠的治疗思路和方法，无法估计发展趋势，这类疾病给广大医家带来极大的困惑，对广大患者带来极大的伤害。然而"疑"与"清"、"难"与"易"只是相对而言，疑难之中必有玄机，若突破表象，深入事物根本，认识掌握事物发生发展的规律，玄机之秘必召之于表，所有之"疑"将变为"清"，所有之"难"将变为"易"，医家若达此境界必为明医。

陕西、广西名中医王三虎教授就是这样明医的典范，面对复杂多变，隐蔽性极强的疑难病，他常常突破各种症状表象，把生命运行规律整体当作思考对象，寻找隐蔽在各种症状之后的根本病因，以此掌握疾病发生发展的规律。临证时他会耐心地倾听患者陈述病情，缜密分析各种检查诊断信息，不放弃任何与疾病相关的蛛丝马迹，在和患者耐心的沟通中常常启发提示患者介绍更为全面的疾病信息，他将这种独特风格的诊断形象地比喻为"捕风捉影"。这里的"风"就是患者的具体症状，而"影"则是疾病的根本原因和发展规律，"捕"与"捉"就是他的诊断艺术和方法。

2022年10月7日，陕西蓝田患者李某在其姐陪同下来到西安益群国医馆王三虎教授诊室，据其姐介绍，李家多人均为王教授忠实粉丝。10年前，其父因精神疾病多方求医无果后经王教授以经方施治，10剂而愈，至今健康。其母在肺癌晚期剧痛难忍，经王教授诊治施治，生命状况大为改善，疼痛可控，各种症状锐减，成功延续生命1年。

其母去世后姐弟两人悲伤过度，身心俱疲，陷于亚健康状态，姐姐以消化不适为主，经多家医院治疗效果甚微，经王教授调治半年，诸症皆愈，由此深得姐弟两人信任。近期弟弟又身患怪病，双手抖动，右下肢屈伸不利，足跟酸痛，诸症时而单发，时而多发，偶尔俱发，每次发作伴随精神狂躁，曾赴多家知名三甲医院诊治，经 CT、MPI、ACA、ECAR、PET 检查，由心脑血管、神经、骨科等科室会诊，均未有确切诊断，曾到精神病医院住院治疗，但病况毫无转机，也曾求治于知名中医，先后按虚、按瘀、按湿而治，服中药两百余剂始终不得其效，病况依旧，苦不堪言。

面对如此复杂之病症，王教授耐心启发，详细询问，认真分析此前各种检查结果，搜罗与疾病相关的信息。此患者10年前年方二十，其母患癌而故，其父精神失常，突遭如此重大变故，悲伤过度，常在深夜迎凉风而久处室外。初病时头面皮肤发紧，四肢微麻沉重，手心、脚心发凉，每遇凉风必鼻塞、清涕自涌而不止。因患者当时年轻气盛，故未及时治疗，后诸症愈来愈重，继而出现心慌、胸闷、头晕、失眠等症状，两年前出现精神焦虑，并偶有狂躁不安。

王教授紧紧抓住"情伤""风邪"两大初始病因，将他10年间疾病发作过程作为一个整体，将各个貌似无任何逻辑关系的散在变化有机结合起来，找出其共同特点。这就是每次病情发作总是在晨起迎风之后，各种症状由头、面、手足、鼻窍、关节等部先发，继而继发其他症状。各种症状交替发作，变化不定，这些特性与风邪善行多变、走窜不定的致病特点不谋而合。

此患者年轻时家遇突变，情志过虑，心神失养，心气受损，故而心慌、胸闷头晕、狂躁不安等。另外此患者虽值中年，体态胖硕，但面色灰暗无光，其唇无色，其声无力，舌淡胖，苔薄白，一派寒邪之状，由此王教授诊为风裹寒邪，由表入里，藏于脏腑。因风邪善窜多变，夹寒带郁游走于周身各处，致不同症状频发，再加之思虑悲伤过度，伤及脾肺，使肺不得宣，脾不得运，必留湿于体内，最终使五脏经络不畅，而使诸症频发，变化如常。

王教授将大量连续的疾病信息，用中医整体观念的思维进行梳理，去伪存真，由表入里，深挖初始病因，理清因果逻辑关系，确定治疗思路为祛风散寒，利湿健脾，调补肝，方用小青龙汤合葛根桂枝汤，加白术、茯苓、厚朴、枳实、龙骨、煅牡蛎、伸筋草。本方以风为本，以寒为主，兼湿虚两证，以经方合而为用，随证加味一气呵成，捕风捉影之法使用得淋漓尽致。处方：

麻黄 12 克	桂枝 12 克	干姜 12 克	细辛 9 克
五味子 10 克	白芍 12 克	姜半夏 12 克	葛根 30 克
大枣 10 枚	炙甘草 12 克	龙骨 15 克	煅牡蛎 15 克
伸筋草 30 克	防风 15 克	防己 15 克	生地黄 50 克
白术 15 克	茯苓 30 克	栀子 12 克	淡豆豉 12 克
厚朴 15 克	枳实 15 克	百合 30 克	

2022年11月5日电话随访患者，服药20剂后，各种症状大为改观，患者对治疗效果信心大增，王教授细嘱患者因病久症杂，痊愈非一朝一夕之事，应医患同心，持有效之法，祛顽久之疾。

李白曰：蜀道之难，难于上青天。蜀道之难在于山高路险，疑难病难治，众所周知，其根本原因是病因受蔽而不明，病况久而不定，然有道明医，必除其蔽，究其因，控其变，握效方在手，本例病案治疗过程足见王教授捕捉病因、分析病机、处方用药运筹帷幄之功底，确为明医之举，亦为后学之范。

（高应选）

2022年12月10日　星期六　晴
古有中医四顽症　今人治膈有全通

中医四大顽症是风、痨、鼓、膈。膈，指的是食管癌和贲门癌。中医很多病名都是以症状命名的，噎指吞咽困难，膈是指食物不入，吃了人就吐，食管癌、贲门癌都有这两种表现。中医所说的"四大顽症"，并不是说不好治就治不好，而是在当时的医疗条件下，这种病很难治好。

食管癌在整个肿瘤治疗历史上是发展进步最慢的瘤种之一，食管癌的晚期治疗领域几乎没有取得任何进步。据全球癌症统计（2020年版）显示，全世界食管癌中超过50%新发病例及死亡病例均发生在中国；食管癌的主要病理类型为鳞癌及腺癌，而在中国90%以上患者为鳞癌；中国人群食管癌5年生存率仅为30%左右。

食管癌属中医的噎膈，历代医家见仁见智，不乏经验，甚至可以说观点之相左，争鸣之激烈未出其右。我的师父王三虎教授，在古今有关噎膈病机阐述基础上，结合多年临床观察，提出癌毒胶固，阴衰阳结，寒热错杂，痰气血瘀，上下不通，本虚标实为食管癌基本病机，认识到癌毒是噎膈顽固难愈的本质，因而造成治疗时补阴不利于阳结，通阳又碍于阴伤，这是寒热有失偏颇、补泻均非所宜的癥结所在，据此按寒热胶结，痰气交阻，胃失和降，燥湿相混立论，自拟"全通汤"。全方体现了辨病与辨证结合的组方特点，几十年来，用之临床，未有不验。

全通汤（《中医抗癌临证新识》）组成：

石见穿 12 克	冬凌草 30 克	威灵仙 12 克	人参 6 克
当归 12 克	肉苁蓉 15 克	栀子 10 克	生姜 6 克
枇杷叶 12 克	降香 12 克	赭石 20 克	栝楼 12 克
竹茹 12 克			

近几年临床常用药已有些微变化：

冬凌草 30 克	炙枇杷叶 12 克	守宫 12 克	白芍 30 克
威灵仙 30 克	甘草 12 克	竹茹 12 克	炒枳实 30 克
姜半夏 12 克	栝楼 30 克	生晒参片 12 克	代赭石（煅）12 克

方解：石见穿 12～30 克，冬凌草 30 克，解毒抗癌为君药；威灵仙 12～30 克，常用 30 克，解除拘挛为臣药；人参 10～15 克补虚，肉苁蓉、当归益气补阳活血润肠，栀子 12 克，生姜 18 克，辛开苦降，寒热并用为佐药；枇杷叶降肺气，肺气降则胃气降；降香、赭石、瓜蒌、竹茹和胃化痰，为使药。

加减：临床根据病情应用的特殊药有壁虎、硇砂、硼砂、姜石、鹅管石、藤梨根；针对具体病机，麦冬与半夏，猪苓与阿胶，苍术与玄参等互为对药，使化痰而不致燥，祛湿而不伤阴。

黄连、干姜寒热并用，辛开苦降；柿蒂、旋覆花和降胃气；对于缓解酸痛，若威灵仙不足以消除，可加入芍药甘草汤；有明显的瘀血，加蜈蚣、全蝎；对于吞咽非常困难，需要短期用药，解除梗阻，一般用硇砂 1 克，硼砂 1 克，冲化，或冲到药中服用。

对于疼痛剧烈者，应行气活血、止痛抗癌，可加徐长卿 30 克散寒止痛，夏天无 12 克清热止痛。郁金 12 克既能够活血，又能够理气解郁，为血分之中的气药，既能理气又能化瘀。血竭 4 克活血止痛。延胡索理气，血竭活血，各有所偏，两两相对。

大便干结严重者加大黄 15 克，芒硝 12 克；瘀血征象明显加桃仁 15 克，水蛭 12 克；伴疼痛明显加血竭 6 克，琥珀 6 克；纯中医治疗者加蟾皮 10 克；食管溃疡患者，胸骨后疼痛，咽食物时加重，加栀子、连翘、天花粉、白芷；舌津渐化，热象必显，加黄连 9 克，栝楼 30 克，寒热并用，辛开苦降、取小陷胸汤、半夏泻心汤之意。

重点药：开关通噎的壁虎、威灵仙治标；解毒抗癌的有蟾皮、冬凌草治本。师父认为壁虎味咸性寒，可消痰软坚，活血散瘀，是治疗有形肿块的效药，有小毒，但特点是通透性好、取效快，用量 3～8 克，适用于热象明显的病例。

威灵仙除常用于风湿关节痛之外，是治疗食管癌特效药。师父根据其缓解平滑肌痉挛的特殊作用，认为食管癌患者由于肿瘤梗阻，吞咽食物时有刺激，使食管产生痉挛，吞咽更加不顺，用威灵仙能缓解或解除这个直接的症状。临床用含威灵仙的汤药治疗食管癌，吐出黑血宿痰，成条成管，顿觉轻松畅快者大有人在。冬凌草味苦甘，性凉，功能清热解毒抗癌，对食管癌、贲门癌、肝癌均有治疗作用，王老师将此药作为食管癌的辨病用药之一，配伍应用，用量一般在 20～30 克。

案例：魏某，男，51 岁。食管癌。

2021 年 10 月 8 日：西安易圣堂，初诊，噎食大半年。化疗 3 次，仍噎，流质饮食，大便不干，血压 150/140mmHg，眠可，舌淡红，苔薄，脉滑。

方药：全通汤。

处方：

冬凌草 30 克	炙枇杷叶 12 克	守宫 12 克	白芍 30 克
威灵仙 30 克	甘草 12 克	竹茹 12 克	炒枳实 30 克
姜半夏 12 克	栝楼 30 克	生晒参片 12 克	代赭石（煅）12 克

30 剂。

2021 年 11 月 5 日二诊：噎已 8 个月，服全通汤 30 剂，有效。苔白厚，脉滑数。上方全通汤不变，原方 30 剂。

2022 年 2 月 14 日三诊：服药腹泻，颧赤，舌淡，脉弱。上方加葛根 20 克，乌梅 20 克，茯苓 10 克，白术 10 克，山药 15 克，升麻 15 克。20 剂。

2022 年 8 月 13 日四诊：吞咽顺畅，舌淡脉弱。上方：改乌梅为 15 克，改葛根为 15 克。30 剂。

2022 年 12 月 10 日，西安天颐堂中医医院门诊。今日五诊，停药已 100 天。刻下症：吞咽顺，不吐涎沫，大便不干，腿痛，舌淡红，苔白，脉滑。前方加生五味子 10 克，防风 15 克，片姜黄 15 克，独活 15 克。具体方如下：

冬凌草 30 克	炙枇杷叶 12 克	守宫 12 克	白芍 30 克
威灵仙 30 克	甘草 12 克	竹茹 12 克	炒枳实 30 克
姜半夏 20 克	栝楼 30 克	生晒参片 12 克	代赭石（煅）12 克
葛根 15 克	乌梅 15 克	茯苓 10 克	白术 10 克
山药 15 克	升麻 15 克	生五味子 10 克	防风 15 克
片姜黄 15 克	独活 15 克		

30 剂。

此患者前后就诊五次，1 年余时间，共服药 110 余剂，五诊时已停药 100 余天，但吞咽顺，上不吐涎沫，下大便不干，说明胃肠畅顺，预后就比较好。

按语：食管癌的癥结就是津液转化成痰，津液作为痰涎吐出来，不能濡润组织，津液、痰气、瘀血凝结，上下不通，在这种情况下，食入则吐，吃不下去。另一种情况就是胃肠的干燥至极，大便干结，一粒一粒像羊粪蛋。所以如果大量吐痰浊，预后就不太好，加上大便干燥如羊屎，预后极差。本案再一次说明师父自拟的全通汤符合噎膈病机，看似无毒药抗癌，但确有一定临床疗效。同时患者及家属也赞叹治疗的效果，并更树立了战胜癌症的信心。

（杨保社）

王三虎教授点评：

食管癌在西北地区发病率高，自拟全通汤确有效验。今日门诊 69 个患者中就有 7 个食管癌患者，这个案例只是其中之一。这个患者治疗一年有余，未做手术及放疗，而且最长停药 100 余天，还能得到患者及家属的认可，全通汤功不可没。

2023 年 2 月 2 日　星期四　晴

洞察秋毫论病症　风邪入里有新证

《伤寒贯珠集》云："夫振裘者必挈其领，整纲者必提其纲，不知出此，而徒事区别。"师父的"风邪入里成瘤说"问世 20 余年来，大量的临床实践证明此学说对很多病起到了提纲挈领的作用。

仅仅两三个月内，公众号就发表了师父亲笔写的三篇文章，分别为 2022 年 10 月 9 日"风邪入里成瘤说，蛛丝马迹可捕捉"，2022 年 11 月 24 日"王三虎医话·锤实风邪入里成瘤的证据链"，2022 年 11 月 28 日"表证、身痛、壅塞不通、治未病"。

另外还有，2022 年 11 月 17 日高应选师兄"从'风'论治疑难病"和 2023 年 1 月 1 日，陈智敏师兄"学习和认识'风邪入里成瘤说'"。

古语说，"记事者必提其要，纂言者必钩其玄"，师父在《中医抗癌临证新识》对"风邪入里成瘤说"有详细专业的介绍。在临床中患者症状纷繁复杂，怎样拔钉抽楔，捕风捉影呢？有了此学说，往往轻易寻找到症状的共同病机，如武侠小说中，主角经过千辛万苦练就了武功秘籍，抓住主要矛盾，一招出奇制胜。

这不，2023 年 2 月 2 日上午，在西安秦华中医院，就看到了这样一个患者。

牛女士，54 岁。2023 年 2 月 2 日初诊：高血压 20 年，2013 年甲状腺恶性肿瘤手术全切，现服优甲乐，2022 年曾以头晕住院过 3 次。曾在西安某医院于 2022 年 10 月神经内科住院一次。住院期间查出肺磨玻璃结节 8mm×5mm，5mm×3mm。病情摘要：头晕 1 周，加重伴左侧肢体麻木 3 天。

出院诊断：①眩晕综合征；②高血压 2 级（很高危）；③颈椎间盘突出（颈 3/4、颈 4/5、颈 5/6）；④颈椎退行性改变；⑤肺结节（右肺上叶及左肺下叶）；⑥右侧锁骨下动脉粥样硬化斑块形成；⑦双侧颈总动脉粥样硬化斑块形成；⑧左肾囊肿；⑨心律失常室性期前收缩。

刻下症：膝肘疼痛几年，眩晕渐消，新冠病愈后，午后头痛鼻塞，喷嚏流涕，遇凉尤甚，皮肤不痒，肘膝关节疼痛几年，手指麻，天稍凉打喷嚏，背隐痛，憋气，每年 9 月、10 月尤甚，心悸，未查出病因，大便不匀，舌红，苔薄，脉滑。

患者打扮时髦，风姿绰约，语言流利，逻辑思维较强。师父让我们几个师兄妹说出各自想法，我脱口而出"小青龙汤证"，雨涵师妹说"小青龙加石膏"，柴师姐说太阳少阳合病；建刚说是否考虑桂枝芍药知母汤。

师父听完，娓娓道来："我看患者是用脑过度，肝肾亏虚，这是根本。"接着转头问患者："从事什么工作？"患者答："学校管理工作，平素确实压力大。"师父接着说："外受风寒是标，而这种风邪外袭时间很长了，如年轻时爱穿裙子，衣服穿得少，受风了！"牛女士对这种推断很诧异，又反问道："那你为啥说我爱穿裙子啊？看我今天穿得多厚啊？下身浅牛仔，上身鸭绒服，特别厚，我就害怕自个着凉。"师父道："你之前穿裙子，已经风邪入里了，不是今天的事！还有晚上睡觉，开窗不注意，总之就是受风了。"

师父进一步解释说：肝肾亏虚，外受风寒，你们看，西医院诊断了 9 个病，还不包括刻下症，这就是说"独处藏奸"，九个病从哪里来的呢？风邪入里，风生水起啊！一方面肝肾亏虚，筋骨失养；另一方面风邪入里，津液不能正常敷布，所以她有颈椎增生，老年退化性疾病，当时以眩晕住院，本身就有风邪的原因。

多年的胸闷，关节疼痛，就是表邪一直未解，盘踞在体表。肺部津液少了，所以肺部有了结节，况且8毫米的磨玻璃结节已经不小了，现在肺结节成了事儿。津液凝聚在肾上，所以有了肾囊肿，包括几年前的甲状腺全切也是同理。身体如同大自然，有旱的地方，就有涝的地方，有肺失濡润，就有肾囊肿，津液分布不均，这是一个问题。心悸也是风邪入里造成的。喷嚏，鼻塞，都是表证，总之，受风邪了，肺气不宣，营卫不和了。

师父略加思索后又讲到，因为有了肺结节，并已入脏腑，就不是单纯的太少合病，用方就用厚朴麻黄汤，胸闷，憋气，打喷嚏流涕，重点的肺结节，都可以解决，同时，也有辨病论治之意。同时可加上治关节疼痛的自拟葛根汤或独活寄生汤。尤其是此患者，症状繁多，疾病繁多，又不太重，究竟以哪个为主呢？肺主一身之气，肺主治节，肺朝百脉，把肺的问题解决了，鼻子，背痛，肺结节解决了，很多问题也就解决了。中医就是这样，有自己的思路角度，落实的都是人的问题，就是这个病，甚至好多病就是一个病。西医诊断出那么多病，有看法，没办法。

朱女士很入神地听完，说："我觉得您讲得很有道理，我在西医院住院，反正就是难受，但也查不出多大问题，也查不出难受是由哪引起的，住院就是休息休息，出院就走了。出了院，我并没有感到这次住院能把我的病解决了。""我吃中药较少，在单位这么多年做管理工作，比较伤神，就是感觉乏累，就如您所讲，之前身体亏空了，用力过度了。"接着又说："我之前身体特别怕热，就爱穿裙子，包括冬天，天很冷，露着脚脖子，也不觉得冷，穿上裤子就难受，偶尔穿一次裤子，同事还很惊讶。您怎么说得这么准？现在不行了，我的裤子都是加绒加厚的，就怕风，怕冷。"

在交谈之中，师父道："高明的西医尊重中医，低级的中医是骂西医，我们重点把中医用到怎么治上。"说话间已写好了病历。

诊断：肺痿。

辨证：内伤肝肾，外受风寒，肺阴不足，肾中痰浊，筋骨失养。

用方：厚朴麻黄汤合新拟葛根汤。

处方：

姜厚朴 20 克	炙麻黄 10 克	生石膏 30 克	生五味子 10 克
细辛 3 克	干姜 6 克	葛根 30 克	威灵仙 30 克
川芎 15 克	赤芍 30 克	醋龟甲 20 克	烫骨碎补 30 克
杜仲 20 克	防风 12 克	栝楼 30 克	薤白 15 克
苍术 15 克	薏苡仁 30 克	天麻 15 克	

患者可以吃凉的，细辛、干姜量少些；薏苡仁、苍术化痰浊，治肾囊肿；防风、葛根、细辛、威灵仙祛风；醋龟甲、烫骨碎补补肝肾壮筋骨。

患者诊断完，师父感慨地说道，很多学科研究到最后都会上升到哲学的问题，中医如带兵打仗，有对垒，有激化，有阶段。

医者，依也，有身者所赖以生全也；又意也，治病贵乎临机应变，用意深远也。医之为道，非精不能明其理，非博不能致其约，能知天时运气之序，能明性命吉凶之数，处虚实之分，定顺逆之节，原疾病之轻重，量药剂之多少，贯微洞幽，不失细小，方为良医。

师父就是这样，辨证论治的过程中体现着"活"，幽默活泼的语境下，渊博的知识可以用浅显的道理表达，给了患者信心与信任，教学相长之下，又给我们上了生动的一课。

（杨保社）

2023 年 2 月 7 日　星期二　晴

肺癌中有小细胞　从肺痿治是高招

2 月的长安依然很冷，但却阻挡不了我们跟随师父学习的坚定步伐。在跟诊过程中我们看到了师父在治疗疑难病、怪病时的从容不迫，同时看到师父创造了更多的中医奇迹，给无数癌症患者带来生的希望！

其中今天肺癌病例中最为棘手的小细胞肺癌案例让我特别激动。因为这个老太太主动对我说："你们学生要把我这个情况写下来，让更多的人知道，癌症可以治疗，肺癌不可怕，小细胞肺癌也不可怕。"

侯女士，77岁，1年多前被诊断为小细胞肺癌，当时并未手术，仅仅只做了3次化疗，就让她的身体极度虚弱，因此她果断选择用中医治疗。于是找到了师父，据描述，她第一次看病的时候，是坐着轮椅来的，而且因为化疗，头发都脱光了。但经过近1年的治疗后，判若两人。

今天复诊时，她行动矫健，精气神一如常人。当师父问你最近哪里不舒服时，她特别激动地说："王教授，吃了你的药我好太多了，头发都长出来了，而且小细胞肺癌肿块也缩小了很多，谢谢你了，我很想你们采访我。"

听到患者这么说，师父当即说，"我们报道过不少肺癌中医治疗案例，但这样明确是小细胞肺癌的例子还不多，一定要写出来"。我就进行了记录。以前的病历没带来，只能用这次的了。好在这次沿袭前方，中间疫情还停了1个月，这应该是效方了。刻诊：口干，鼻子干，眼睛干涩，有点痰，睡眠一般，梦多，乏力，舌红苔薄，脉滑。

辨病：肺痿。

辨证：气阴两虚，痰浊上泛。

治法：益气养阴，清肺散结。

用方：海白冬合汤加减。

处方：

海浮石30克	白英30克	麦冬30克	百合30克
人参10克	芦根30克	桃仁12克	当归15克
薄荷10克	天冬20克	石斛12克	桑椹30克
沙参20克	生地黄50克	石膏30克	知母12克
玉竹20克			

26剂，水煎服。

小细胞肺癌是起源于支气管黏膜或腺体的一类肺恶性肿瘤。早期易转移，治疗后易复发，预后差，已成为最致命的肺癌亚型。师父在很早就提出过"肺癌可从肺痿论治""燥湿相混致癌论"等观点，并在麦门冬汤的基础上创立了自拟方海白冬合汤。

方中海浮石性寒，清轻上浮，入肺经，清肺热，化老痰、黏稠痰，软坚散结。《本草正》言其"消食，消热痰，解热渴热淋，止痰嗽喘急，软坚症，利水湿"。百合，润肺止咳，补中益气，利大小便，清痰火，民间就有单味百合煎后频服治疗肺痿、肺痈的。麦冬，在麦门冬汤中，麦冬、半夏比例是7∶1，其滋阴润燥、清金泻火的作用在清燥救肺汤、养阴清肺汤、竹叶石膏汤中也有体现，是治疗肺热叶焦很好的药。

至于白英，临床上很多人用其治疗肺癌或是妇科肿瘤，我在读《本草经集注》时发现，其可以治消渴，补中益气。而《金匮要略》中说，肺痿之病，从汗出，从呕吐，从消渴，小便利，从便难得之，根据肺癌从肺痿论治，那么白英治疗消渴，确实是治疗肺癌的好药。现代药理也表明白英对肺癌细胞有抑制作用。虽然以前的报道多是海白冬合汤治疗肺癌的，不太强调分型。这次分型明确，很有意义。

（周雨涵）

2023 年 2 月 14 日　星期二　晴

论病症十分中肯　讲方药谈理出新

师父在北京出诊的两天，以有五十年经验的老中医的独特思维方式，结合病症给我们讲解，妙语连珠，妙趣横生，回味绵长，发人深思。

一、论高血压

热点词：高血压，西药，终身服药，风邪入里，壅塞不通。

袁先生，2023 年 2 月 14 日初诊：头胀，面赤，眠差，有 10 年之久，服硝苯地平 1 片，血压 150/100mmHg 左右，胸闷气短，腿不肿，关节晨起不胀，颈项强，身痒，喜饮水，浑身不适，腰痛，舌淡红，苔薄，脉沉。

既往史脂肪肝，肝血管瘤 10 年，最近复发，B 超检查提示 25mm×27mm，2013 年有冠心病、心绞痛史，后来到医院检查，痊愈。到了 2022 年，又感觉有发作，开始是胸闷。

诊断：胸痹，肝血管瘤，高血压。

辨证：外受风邪，内伤肝肾，血水互结，壅塞不通。

用方：栝楼薤白半夏汤合当归芍药散。

处方：

栝楼 30 克	薤白 15 克	姜半夏 15 克	当归 15 克
川芎 15 克	赤芍 30 克	泽泻 15 克	白术 12 克
苍术 15 克	茯苓 20 克	土茯苓 30 克	王不留行 30 克
刺蒺藜 20 克	葛根 30 克	石膏 30 克	山药 20 克
杜仲 20 克	牛膝 30 克	龟甲 10 克	

25 剂。并嘱咐不喝酒少吃肉食。

加石膏是因患者喜饮水、唇红，本身祛风，清热就能祛风。

师父讲到从这个患者可以推断，血管瘤的产生是壅塞不通，当归芍药散活血利水，就是解决壅塞不通的问题，王不留行通经活络，就是治风的妙品，这从《神农本草经》"除风痹"、《雷公炮制药性解》"治风毒"就可悟出。加刺蒺藜祛风消积，这从《备急千金要方》万病积聚丸只用蒺藜一味就可悟出。当然天麻、钩藤、石决明、杜仲、牛膝、桑寄生、益母草等药也是既活血又利水，同以上诸药异曲同工，只不过我们的靶向性更强一点，一是强调风，二是强调了血水互结，三是脏腑上强调了补肝肾。

喝了一口茶后，师父缓缓的语言又谈到了高血压。他说，现在高血压患者经过脏腑辨证常常认为是肝阳上亢，而临床常常疗效不好，至少从中医的角度讲，我们解决高血压的方法，效果也不理想，如果我们的方法对了，那患者还需吃一辈子药吗？

就比如见到遗尿、脱发，很多都认为是肾虚，但从肾虚上论治遗尿疗效如何呢？中国有 3 亿高血压患者，西医的方法是需要终身服药，这个话本身对不对呢？在我多年的临床中，我观察到，本来治疗肿瘤，经常吃吃药，血压也正常了。甚至很多人做手术了，血压也正常了，这就说明高血压吃一辈子西药，这个观点是错的。

师父讲道，六七年前治疗乌鲁木齐的一肺癌患者，9个月后又复诊，血压正常了，甚至治疗冠心病、心绞痛、糖尿病的西药也不吃了。也从那时候起这个现象引起了师父的思考。治疗高血压是不是应该另辟蹊径，按现在的理解，造成高血压的机理就是风邪入里，壅塞不通。

《金匮要略》第一章说"四肢九窍，血脉相传，壅塞不通，为外皮肤所中也"，这就是风邪入里的一种形式，体内的气血运行搞乱了，哪里不通了，人体才提高血压，满足灌注，当然，从西医来看已经影响到心脏了。对于这个患者，是壅塞到哪儿了呢？对这个患者来说，壅塞到了肝脏，产生了血管瘤，血管瘤的产生就是不通的结果，当然还没到闭塞的程度，在不太通畅的时候，建立了新的血管循环，较大的血管瘤就是临床表现。

师父又谈到近代名医，比如：张锡纯降压常用赤芍、牛膝、龟甲、菊花，创制了镇肝熄风汤，而我们体会到，对于高血压患者，经过辨证加以疏散风邪，就可以解决高血压的问题，中国有3亿高血压患者啊，这个意义相当重大。

二、谈方药

热点词：乌头赤石脂丸，填窍。

吕师兄在诊疗间隙，问师父心肌桥患者怎么治时，师父讲到，上几天在西安，治疗了一个患者，冠状动脉静脉动脉先天性交通，很罕见，典型症状是胸痛，师父马上想到乌头赤石脂丸，"心痛彻背，背痛彻心，乌头赤石脂丸主之"，这时候，充分理解到赤石脂的作用。

心痛彻背、背痛彻心首先是受了风邪，疼痛部位不固定。方中有花椒来祛风，可以理解，方中的赤石脂之前认为是养心的，当这个患者冠状动脉是相通的，我才想到了赤石脂功能的强大，在这里赤石脂是"封堵"的作用。其他方也可以佐证，如赤石脂禹余粮丸是收涩止泻的，而风引汤中用赤石脂就不仅仅是止泻吧！

想到陈修园《医学三字经》中风第二："合而言，小家伙，瘄喎邪，昏仆地，急救先，柔润次，填窍方，宗金匮。"陈修园的意思是，治疗中风要把风邪驱出去，就要先填窍，填和堵是一个意思。风引汤"治大人风引，少小惊痫瘛疭，日数十发，医所不疗，除热方"。"除热癫痫"。大风类似现在的脑血管瘤、脑血管畸形，是风邪把血管搅乱了，但祛风的同时把它堵住，所以心脑血管都是用赤石脂来封堵的。用中医的以物类象思维思考问题，也是古人创立的学习中医的重要思考方式。当然，这个患者还没有复诊，可静观其疗效。

师父常说临床是创新的源泉，心肌桥患者，我们用胸痹的辨证来治疗，借助于西医现代的技术来检查，给诊断提供了方便，但又不受西医理论的束缚与指引。

（杨保社）

2023 年 2 月 16 日　　星期四　　晴

临床得心又应手　平台采访如贯珠

疫情影响半年没有去北京了。这次来京，非同寻常。面诊网诊大超以往，但师父得心应手，左右逢源，学生仰望，同行惊叹自在不言中。今天师父接受北京四会中医院采访，口若悬河，滔滔不绝，在此摘录，或可反映师父平生之所学的某些方面。

一、中医能不能急救？

答：中医能不能急救，不能完全用一句话来概括。晋葛洪曾撰医书《肘后备急方》，简称《肘后方》，意谓卷帙不多，可以悬于肘后，遇到急救患者，拿出来翻翻看怎么用药，效果立竿见影。历史上很多中医典籍就是记录急救的，像医圣张仲景的《伤寒杂病论》，在那个年代，用其方剂"一剂知，二剂已"，就是用在传染病上。

　　我的很多学生在这次疫情当中，看到发热身疼痛的患者就用麻黄汤、大青龙汤，一剂药解决问题的大有人在。中医、中药包括针灸在急救方面确有良好的疗效。虽然随着社会的发展，各级医院都成立了胸痛专科、ICU急救病房，在这个时候一见到急救患者就让中医上也不合适，要根据具体情况而定，所以不能简单地说中医不能用于急救。中医温病学的"三宝"安宫牛黄丸、紫雪丹、至宝丹，仍然在现代西医综合性医院中对于中风、高热急救发挥着不可替代的作用。中成药制剂复方丹参滴丸，速效救心丸都是中医急救的典型代表制剂。

　　国医大师、著名中医大家任继学先生，就是中医急诊学的开拓者之一，创建了中医急证医学体系，主编了第一部《中医急诊学》教材。任继学先生曾救治过无数急险重症患者，挽救过无数人的生命；作为中医界的领军人物之一，他曾为中医药奔走呼号。他为中医急症所做的开创和奠基，在中医界影响十分深远。

二、再谈谈小柴胡汤怎样在新型冠状病毒感染中应用

　　答：小柴胡汤在中医界无所不知，无所不用，方中仅有七味药，确实左右逢源，可以扶正祛邪，退热，保肝，疏肝，调肝和胃，集多种作用于一身，经典中有句话"三阳合病，治在少阳"，三阳合病，重症者用柴葛解肌汤，轻症者就用小柴胡汤。这次的新型冠状病毒感染据我们观察，常常是三阳合病，太阳少阳阳明合病，小柴胡汤左宜右有，加减合法，曲尽其妙。而这次抗击新型冠状病毒感染的三药三方之一清肺排毒汤的主方也是小柴胡汤。所以说会用小柴胡汤，就是一个好中医。

三、请谈谈自拟方海白冬合汤

　　答：临床上我发现肺癌是最常见的癌症，肺癌就是张仲景提到的肺痿，常见证型为气阴两虚、痰浊犯肺。在原著中治疗肺痿的方子有六七首，最有启示的是麦门冬汤，原著剂量麦门冬七升，量较大，与人参合用治疗气阴两虚，加上半夏治疗痰浊上犯，正好符合肺痿的病机。但此方之中散结的作用还不强，而"海浮石"灵光一现出现了，在海水里面还能浮着的石头，就如

肺脏的结构，肺在人体的上焦，海浮石能清轻入肺，关键能够化顽痰，为散结找到了最对应的一味好药。

"白英"具有清热解毒的作用，因为气阴两虚与热有关系，经文中也这样讲到，《金匮要略·肺痿肺痈咳嗽上气病脉证治第七》说："热在上焦者，因咳为肺痿。肺痿之病，从何得之？"白英就是解决这个"热"的问题，而且这个药对肺、肝、大肠、妇科都有相当大的作用，加上百合、生地黄、玄参滋阴润肺，鳖甲、生牡蛎软坚散结，就组合成了海白冬合汤，它适合于70%的肺癌。

另外，治疗寒凝的甘草干姜汤；治疗兼有胸腔积液的葶苈大枣泻肺汤、泽漆汤；治疗肺癌早期癌前病变及肺结节的厚朴麻黄汤；治疗喉中有痰声的射干麻黄汤等，都是治疗肺痿的。但海白冬合汤治疗的范围更广。

我非常有幸在经方的基础上，有自己的创新，得到学术界的认可，和中医爱好者的认可。当然，我的自拟方还是很少的，主要是激活了经方，广泛地应用了经方，反复说到经方，所以我有一句话，几十年来我最大的收获就是激活了经方。

四、怎样理解经方中的甘草广泛应用

答：《伤寒论》《金匮要略》载256首方剂。126首方中有甘草，方名中有甘草的有34首，如炙甘草汤、甘草汤等。甘草是常用又常见的一味药物，中医有一句话叫作"十方九草"，甘草被称为国老，国老是国家元老，能调和大臣之间的矛盾。

甘草也是非常好的补药。甘草和黄芪、地榆等多生长在干旱、半干旱的荒漠草原、沙漠边缘和黄土丘陵地带，扎根很深。

张仲景治疗虚劳的七个方中有五个方子都用甘草。所以陈修园把《伤寒论》概括为六个字：保胃气，存津液；把《金匮要略》概括为"甘药调之"。《医学三字经》说"甘药调，回生理。建中汤，金匮轨。薯蓣丸，风气弭。䗪虫丸，干血已"。甘草的补不像人参一样有国王的威力，也不像黄芪那样全面防御。《本经》说的"倍力"有四药，甘草、葡萄、远志、蓬藟。

甘草中的有效成分－甘草酸、甘草次酸及一系列衍生物对诱导性和或移植性肿瘤均有不同的抑制作用。第一，甘草主治"五脏六腑寒热邪气"。与寒热胶结致癌论相合。第二，肿瘤患者久服多种药物所蓄的药毒，需甘草"解百药毒"。第三，肿瘤患者病情复杂多变，需服用的药多而杂，往往群龙无首，更需甘草这样的"国老"从中斡旋。第四，肿瘤总体上不外本虚标实，疲乏是肿瘤患者的第一症状，出现率100%，而且还相当严重，究其原因，正气亏虚在先，这是肿瘤产生的内因，而甘草"倍力"就起到了一部分扶正作用。

经方中还有一部分方子不用甘草，为什么？一者水肿时不能用，甘草可致水停；二者腹胀满时不用，因为"甘者令人中满"；三者手麻不用，如黄芪桂枝五物汤没有甘草，因为甘草之补可致缓慢。

还有甘草的量的问题，调和诸药用3～6克，多则10～15克，炙甘草汤甚至用到了30克，其实15克就能达到它应有的效果。

而且，甘草还能矫正药的味道等。

五、谈谈大黄应用

答：大黄的用法在《中药学》中常常是后下，临床上，如果患者确实大便干结，大黄可以后下来通便，但我用大黄更多是没有后下，开大黄9克后下，我不如开15克同煎，因为大黄的功用太多了，并常常用于肿瘤患者。《本经》下品说大黄的原文："味苦寒。主下瘀血，血闭寒热，破癥瘕积聚，留饮宿食，荡涤肠胃，推陈致新，通利水谷，调中化食，安和五脏。"

《本经》记载有"推陈致新"作用的就两味药，一味是柴胡，一味是大黄。柴胡把肝脉郁滞打开，大黄把肠胃积滞往下降。这两味是大柴胡汤的核心药物。另外《名医别录》中"芒硝"也有"推陈致新"的记载。"推陈致新"，即涤荡陈腐老旧以迎新焕明媚，与近现代生理学名词"新陈代谢"有词殊义近之妙。大黄之用，正贵于此，推陈致新就是恢复人体的新陈代谢，就是促进人体健康的最好方法。癌症就是细胞凋亡出问题了，该死的没死，不就是新陈代谢有了障碍吗，而这三个药，从广义上就是最好的抗癌药。

张景岳鉴于"大抵实能受寒，虚能受热，所以补必兼温，泻必兼凉"，推选人参、熟地黄为良相，大黄、附子为大将，号称"药之四维"，赞为补气、益阴、温阳、泻实的要品，故大黄可作为中药中的主药。《医学三字经》说眩晕："痰火亢，大黄安。"上月回合阳老家，和几十年前治疗的一个患者的侄子见面，谈及当年的眩晕，舌苔黄厚，用一味大黄一剂治愈的往事。

六、怎样看待经方热

20世纪70年代，尼克松访华，见证了中医针刺麻醉，引起了世界中医热。最近十几年全球中医热是经方带动的。经方特点：精练，指征准确，疗效确切，适应范围广。最近几年，我也出版《我的经方我的梦》《经方人生》等经方著作。作为擅长用经方的医生，我个人观点是"重经方不轻时方""用经方不拘泥于经方"，我不强调使用经方时用原方原量原比例不能加减，应一切以患者的临床指征为指南，在这点上我就是这样做的。

七、怎么看"癌症是个大血包，放疗化疗杀人刀"这句话

答：此语出自《刘太医养生》。这本书是用现代来写的，和太医有什么关系？就是他自己托名说的话，弄虚作假。二者，观点偏颇，就如上面这句话，简直是胡说。在癌症面前，我们应该应用中西医及现代科学技术同时来治疗，西医在肿瘤的诊断治疗方面效果明显，不可小看。

尽管如此，人类在肿瘤面前还是办法不多，常常是无能为力，仰天长叹。所以我不认为上面的提到的这句话是对的，而且应该批判，一定要改变这种观念。但是我想大多数患者、社会人士、中医医生都支持我这种观点。抗癌攻坚有中医也有西医，只有中西医一起才能提高治疗肿瘤的疗效。

落到实处，西医做西医的事，中医做中医的事，一个人的能力太有限了。临床常看简单的CT、核磁片，让我再专业点，我就不会用中医了，你要把我一个中医医生当成影像学专家，那影像学专家是干嘛的，我们不能"种了别人的地，荒了自己的田"，西医知识我懂得很少，中医我懂得不少就可以了，这就是宏观上中西医都要努力，在微观上、在具体的事上中医西医

做好自己的事就行。

八、请谈谈在渭南家乡看病挂号费最低的事

师父答：和我在北京、深圳、西安等地相比，渭南是挂号费最低的。这是我回报家乡的一种表现。我不收诊费也不合适，这也体现了一种公平吧。我是渭南市卫生部门上报获批的陕西省名中医，有必要来回报家乡父老乡亲。这条路会一直走下去！也是我学医的初心，能为家乡做点事也是非常快乐的事。

九、感染新冠后通过什么方式可以提高自身的免疫力

师父答：在保持良好心态的基础上，饮食有节，起居有常，不妄作劳，运动有度。

十、长期不吃早餐会患病的问题

答：一日三餐是人体生存的基本保证，符合人体的实际需要，长期不吃早餐，胆汁就不易分泌，会瘀积，浓缩就成了胆囊炎、胆结石。三餐正常就为人体提供能量，长期不吃早餐不提倡，身体肯定出问题。

十一、谈谈脂肪肝的问题？和肝癌有联系吗

答：脂肪肝，我们认为多是脾失运化的问题，是脾虚的表现，脾虚由多种原因造成，久卧伤气，久坐伤肉，就伤脾，不运动不行，劳心思虑也伤脾，食过多也伤脾，简单把脂肪肝认为是吃肥肉造成是错误的。长期的重度脂肪肝可以引起肝硬化，肝硬化的 1/10 的患者可以转化为肝癌，由单纯脂肪肝引起的肝硬化，占不到 1%。

（杨保社）

2023 年 2 月 28 日　星期二　晴

少见太阳小肠病　患者就是好证明

有幸跟随师父到渭南待诊，下午遇到了一例手太阳小肠病。现记录如

下：杨女士，37岁，渭南人。

主诉：脐周拘挛不适，疼痛时作半年余。

晨起小便后肚脐周围拘挛，按压多时，得矢气乃舒。一日溏便两三次。多方医治，服药即胃痛，拘挛不减，终无疗效。

刻诊：面疖，伴有皮屑，口渴，恶寒，无汗，项强，腰腿疼痛不适。舌红，苔黄厚，脉滑。

辨病：手太阳小肠病。

辨证：风邪入里，小肠受邪，寒热并见。

治法：解表祛风，散邪清热。

用方：葛根芩连汤合葛根汤。

处方：

葛根 30 克	黄连 10 克	黄芩 10 克	甘草 9 克
麻黄 12 克	白芍 12 克	桂枝 12 克	生姜 12 克
大枣 30 克			

15 剂，水煎服。

按语：师父说，张仲景继承《内经》六经分证方法，往往重视足六经，忽视手六经。我们常常说足太阳膀胱经，手太阳小肠经就不说了。实际上小肠在体表投影很大，整个腹部，很容易受风寒。张仲景也说过，风伤于前，寒伤于后。实际上风带来寒，寒伴随风，风寒难分难解。不但背部容易受寒，腹部也能受寒，而且还最容易受寒凉。所以，夏天再热，睡觉时肚子都要盖住。农民都知道"我这是胃肠感冒"，实际上就是太阳小肠病。

小肠也是藩篱，是内在（消化道）屏障，小肠就是手太阳经。所以，葛根汤证，与其说是"太阳阳明合病"，不如直接说太阳小肠病，这里看不出阳明的因素啊。这是师父早年推出的理论，今天在此得以验证。只不过，太阳小肠病，以风寒为主用葛根汤，以化热下利为主用葛根芩连汤。主症是脐周腹痛当无异议。而寒热并见，两方合用的时候并不多见，所以很难诊断和精准用药。对提出"寒热胶结致癌论"，善于"捕风捉影"、洞察秋毫的师父来说，几乎是"小菜一碟"。而且，师父能把这种现象提出，归纳，分析，理论，讲解，乃至用语言文字描述，使之固化。

（杨　娟　王　欢）

王三虎教授点评：

服药 8 剂后，患者通过视频告诉我脐周拘挛好转，项强消失，面部脱屑减轻，胃脘疼痛。建议继续服完原方。

2023 年 3 月 1 日　星期六　晴

小柴胡汤与肺癌　另辟蹊径乐开怀

今天跟随师父在万全堂跟诊，看到很多老患者来复诊，他们都是跟随师父多年的，在中药治疗后，不但症状好转，疾病本身也得到了有效控制，没有复发，也没有转移。其中这个患者病案给了我新的思考。

2021 年 4 月 3 日，杨女士，49 岁，以"右肺癌术后 2 年"前来就诊，失眠，头麻木，太阳穴疼痛，口苦，头晕，舌红苔薄，脉弦。

辨病：肺痿、少阳病。

辨证：肝火犯肺。

用方：海白冬合汤合小柴胡汤加减。

处方：

柴胡 15 克	黄芩 12 克	姜半夏 12 克	党参 20 克
大枣 30 克	甘草 12 克	海浮石 30 克	百合 30 克
熟地黄 30 克	苦杏仁 15 克	桂枝 10 克	

21 剂，水煎服。

2021 年 5 月 1 日二诊：头痛减轻，舌淡红，苔薄，脉沉，30 剂，水煎服。

2021年6月4日三诊：有效，头痛头木减轻，但脱发，痔疮脱出，舌淡红，脉沉。上方加槐米30克，防风6克，枳壳30克，木香12克，黄芪30克，升麻15克，白术10克，陈皮10克，当归10克，乌梅15克。26剂，水煎服。

服该方后，患者，病情平稳，又以上方治疗多次。

2022年6月4日十二诊：以"腰椎间盘突出症，腰痛6天"来就诊，舌淡红苔薄，脉弦。处以独活寄生汤加减。处方：

独活15克	桑寄生30克	茯苓15克	人参12克
秦艽12克	肉桂10克	防风12克	细辛6克
甘草12克	牛膝15克	杜仲15克	熟地黄15克
白芍15克	川芎15克		

24剂，水煎服。

2023年4月1日十三诊：头痛1个月，脱发，眠差，烘热汗出，近日复查未见复发转移，服上方腹泻明显。处以九味羌活汤加减。处方：

羌活10克	防风10克	细辛6克	苍术10克
黄芩10克	生地黄30克	白芷10克	川芎10克
炙甘草10克	百合30克		

28剂，水煎服。

思考一：治疗肺癌时，师父多用海白冬合汤，是从辨病论治的角度，因肺癌从肺痿论治，但是也常辨病论治结合辨证论治，此案例经过辨证论治用了小柴胡汤。《素问·咳论》："五脏六腑皆令人咳，非独肺也。"

从肝治肺。那么在《伤寒论》中，小柴胡汤第一次出现是在太阳病篇而不是少阳病篇，包括第96条："伤寒，五六日中风，往来寒热，胸胁苦满，嘿嘿不欲饮食，心烦喜呕，或胸中烦而不呕，或渴，或腹中痛，或胁下痞硬，或心下悸，小便不利，或不渴，身有微热，或咳者，小柴胡汤主之。"也提到小柴胡汤治疗咳嗽。

再看《医学三字经》咳嗽篇："兼郁火，小柴清。"用小柴胡汤来发越郁火，让木火不刑金，从而疏理三焦气机，寒热并用，补泻兼施，表里双治，升降同调。

思考二：服药后腹泻，未必都是副作用，《伤寒论》第278条："伤寒脉浮而缓，手足自温者，系在太阴，太阴当发身黄，若小便自利者，不能发黄，至七八日，虽暴烦下利日十余行，必自止，以脾家实，腐秽当去故也。"腐秽，污浊之物，通过大便的形式排出。该患者腰痛，服用独活寄生汤后，虽然腹泻明显，但是腰痛好了。独活寄生汤的排邪反应就是腹泻，可以补肝肾，益气血，祛风寒湿，风、寒、湿从大便走，下焦就是出路。

思考三：经方时方并用。九味羌活汤，出自王好古的《此事难知》，其论述："治感风寒湿邪，恶寒发热，无汗，头痛项强，肢体酸楚疼痛，口苦而渴者。"《医方考》说："水病，腰以上肿者，此方微汗之，即愈。"九味羌活汤，治疗外寒风寒湿、内有郁热的情况，此方也可以治疗太阳表证，祛风寒湿，清热。大青龙汤证的外寒内热，用麻黄、桂枝配杏仁、石膏，麻黄、桂枝重在祛风寒郁闭，发散风寒。杏仁肃降肺气，止咳平喘，而九味羌活汤用羌活、防风配苍术、黄芩，用苍术更多的是燥湿健脾，运化水湿。而羌活、防风重在祛风寒胜湿，腰以上皆肿，谓头面俱病也。《内经》曰："上盛为风，下盛为湿。故腰以上皆肿，必兼风治。盖无风则湿不能自上于高巅清阳之分也。"九味羌活汤的运用是治疗表证的另一种思路。

（周雨涵）

王三虎教授点评：

我的公众号刚发了李海霞写的以半夏泻心汤为主治疗肺癌的日记，今有周雨涵写的以小柴胡汤为主治疗肺癌的日记，让我回想起我到柳州第二年接诊的肺癌患者汪先生，500剂药中，用半夏泻心汤十之六七，小柴胡汤十之一二，至我2017年6月退休离开柳州，汪先生还和我有交集。这个故事，在拙著《中医抗癌临证新识》第二版第194～196页有载。从这里可以看出，治疗肺癌可以另辟蹊径，也可体会到"打虎亲兄弟，上阵父子兵"，用最熟悉的武器，才能战胜最顽固的敌人。

2023 年 3 月 7 日　星期二　晴

覆杯而愈药一剂　脓出热退疗效奇

今天上午 9 点，一位老太太由她的外甥陪同来"西安未央广行中医门诊部"就诊，自诉 2023 年 3 月 5 日从"西安市益群堂中医门诊部"就诊以来，服当天开的中药 2 天后食欲差，腹泻，好像服药后副作用太大，有一种来兴师问罪的样子。

她的重俉简单地说老人热退了，便通了。师父开玩笑说："你们是不是找我的事来了！效果如此，怎么你们还来了！"一老一少都呵呵笑了。老太太感动地说："前天就诊时，我已经发热一个礼拜了，3 月 5 日拿到药的当天晚上就服用了一袋，喝药后胃就不舒服，也就睡觉了，折腾了一晚上，3 月 6 日晨起 38.8℃，因胃不舒服，没吃早饭，上午还睡觉，到了上午 10 点开始拉肚子，一直拉到下午的六七点钟，有七八次之多，下午体温测量还是 38.5℃，到了晚上，外甥到家时还有 38℃。当天下午我又让侄女给您发了微信，家人及自己都觉得不行了。但是今天早上体温 37℃，发热了一周的体温退了，肚子还不舒服，这也是今天就诊目的之一。目的之二，从昨天晚上开始，右下腹红肿处流出很多腥臭的东西，都管不住了，流得满身都是啊！"

师父说："那是脓，疙瘩是不是变小了呢？现在热退了，便通了，脓流出来了，脸上有笑容了。看来是给我送好消息来了，不是兴师问罪来了。让脓接着流，你包着那脓干什么，流出来擦掉就是了。"

我们跟诊的几个师兄弟亲眼又看了一下伤口，前天看到老人右下腹红肿处的外面起码有 10 层纱布脓液已渗透，揭开纱布，红肿已塌陷，瘘口已干瘪。

翻开 2023 年 3 月 5 日病历：王某，女，79 岁，西安市人。

2022 年 12 月 4 日初诊：结肠癌术后半年，化疗 1 疗程，副作用太大，用靶向药治疗，ⅢC 期，腹腔淋巴结转移。刻下症见：食少，晕车就呕吐 8～10 次，少腹痛，腹泻，腹不适，食后腹痛，体重下降，舌红苔白，脉弦。

用方：乌梅丸、薏苡附子败酱散加减。

处方：

乌梅 15 克	黄柏 10 克	附片 15 克	黄连 10 克
花椒 6 克	细辛 6 克	干姜 12 克	当归 10 克
人参 10 克	败酱草 30 克	防风 10 克	荆芥 10 克
赤石脂 15 克			

25 剂。

2023 年 1 月 1 日二诊：效！半月前受凉发热，一周退热，受凉则腹痛腹胀，体重下降，尿黄，舌红苔薄，脉滑数。上方：加黄芩 9 克。30 剂。

2023 年 3 月 5 日：停药一个多月，情况很不好。2023 年 2 月西医院检查发现肝转移。现发热 1 周，热不退，今晨 38.6℃，偶冷，腹痛，脐右侧红肿热痛起包（真人活命饮），便干用开塞露，舌红，苔厚，脉滑数。

用方：大柴胡汤、三物黄芩汤、真人活命饮、大黄牡丹皮汤加减。

处方：

大黄 15 克	牡丹皮 15 克	桃仁 15 克	冬瓜子 30 克
薏苡仁 30 克	败酱草 50 克	生地黄 30 克	黄芩 12 克
苦参 12 克	白花舌蛇草 50 克	半枝莲 50 克	金银花 30 克
防风 12 克	白芷 15 克	桔梗 15 克	厚朴 30 克
枳实 30 克	石膏 30 克	柴胡 20 克	白芍 30 克
甘草 10 克	人参 10 克		

26 剂。

2023 年 3 月 7 日就诊于广行中医门诊部。结肠癌术后包块发热。服：大柴胡汤、三物黄芩汤、真人活命饮、大黄牡丹皮汤加减，脓出，便痛，热退，舌红，苔厚，脉弦。续服上药。

中医治疗的肠癌，绝大多数都是手术后的。手术虽然切除了病灶，但是造成结、直肠癌的病因病机却没有改变，因而可能复发或转移。师父提出湿热相合或寒热胶结、毒邪壅盛、气血凝滞大肠才是肠癌形成的主要病机。结肠癌早期用薏苡附子败酱散，结肠癌中期用大黄牡丹皮汤，三物黄芩汤是师父燥湿相混病机下的代表方剂，更是肠癌的起手处方。

此老太太原发病为结肠癌术后腹腔淋巴结转移、肝转移，此三方应用必不可少。薏苡附子败酱散中，附子散寒止痛，薏苡仁、败酱草清除"脏毒"。患者发热、腹痛、便干、苔厚，应用大柴胡汤可助以通腹泄热。如果结肠癌为"本证"，那么患者右脐侧红肿热痛、起包就是"标证"，脓包是皮肤软组织感染化脓后，在表皮形成的一个肿包，内含脓液，局部可出现红、肿、热、痛，属中医痈疡肿毒一证，多为热毒内壅、气滞血瘀痰结而成。

《灵枢·痈疽》云："营卫稽留于经脉之中，则血泣而不行，不行则卫气从之而不通，壅遏而不得行，故热。大热不止，热盛则肉腐，肉腐则为脓……故命曰痈。"《素问·生气通天论》云："营气不从，逆于肉理，乃生痈肿。"而真人活命饮清热解毒，消肿溃坚，活血止痛，治疗一切痈疽，出自陈自明《校注妇人良方》，罗美称"此疡门开手攻毒之第一方也"（《古今名医方论》），具"未成者即散，已成者即溃"之功。

师父用此方时，君药金银花清热解毒，疮疡初起，其邪多羁留于肌肤腠理之间，则用白芷、防风疏风解毒，又可散结消肿，使热毒得以透解。可加白花蛇舌草50克，半枝莲50克，以加强金银花清热解毒之功；枳实、厚朴、石膏、白芍等通腑清热。本案中，诸药虽未合用，仍有此一剂而热退脓出便通之功。《灵枢·九针十二原》说"言病不可治者，未得其术也"，细细思量起来，这句话首先表达了古人对医道的明了和医术的自信，其次也体现了古人给患者建立战胜疾病信心的一片苦心。

从本病例可以看出，师父在患者出现副作用且家属情绪波动时，对自己处方的自信，合方之妙是其一，用量之大是其二，胆量极大出自理论自信，技术功底雄厚的自信。而且师父心细如发，对疾病进程的阶段的把握，像头发丝一样细腻。这正是弟子们所欠缺的。

（杨保社）

王三虎教授点评：

此老人家截至本书成书之际还在西安中医脑病医院门诊找我看其他老年病。看来，经历广了，看病多了，奇迹出现的概率就高一些。

2023 年 3 月 8 日　星期三　晴

临床实际读伤寒　嗜睡还有三阳病

嗜睡症以往多从阳虚神失所养、痰浊上蒙清窍辨治，这次我们来西安跟诊，遇到两例嗜睡患者，师父都从三阳论治，别开生面，另辟蹊径，今记录如下。

病例一，刘姓女孩，15 岁，嗜睡 3 年。影响学习生活，于西安天颐堂中医医院初诊。刻诊：脸微红，形丰，头不晕。口干，食亢，口不苦，不恶寒。月经正常，大便、小便正常，不爱动，不喜饮水。不出汗，情绪低落。舌淡，苔薄，脉滑。

辨病：三阳合病。

辨证：热扰神昏。

治法：解表散邪，清热醒神，疏解少阳。

用方：小柴胡汤，麻黄汤，白虎汤加减。

处方：

柴胡 12 克	黄芩 12 克	姜半夏 15 克	生晒参 12 克
大枣 30 克	甘草 10 克	炙麻黄 12 克	生石膏 30 克
知母 12 克	山药 15 克	百合 30 克	生地黄 30 克

桂枝 10 剂

9 剂，每日 1 剂，水煎服。

今天晚上患者妈妈微信反馈：服药 5 天，女孩嗜睡时间明显减少，白天和晨起还有点困乏。见效之快，不禁惊叹师父辨病准确，抽丝剥茧，抓住病机，丝丝入扣！正如师父所言，没有理论的自信，哪来临床的自信，思维发散，不离经典，真是我辈徒弟之幸，也是患者之幸，相信也经得起时间的考验。

病例二，患者确诊淋巴瘤 6 年，伴嗜睡。2021 年发热，消化道大出血起病，诊断为淋巴瘤，中西医结合治疗后。复发半年，昏睡为主。刻诊：怕冷，手凉，默默不欲饮食，乏力，站不稳，嗜睡，昏晕。消瘦，噩梦多，饮水多，口干甚。2～3 天一次大便，色黑，视物不清，汗出，身体发痒。舌红，苔白偏干，脉细滑。

辨病：三阳合病。

处方：

麻黄 10 克	柴胡 12 克	黄芩 12 克	姜半夏 15 克
人参 10 克	生姜 4 片	大枣 30 克	炙甘草 12 克
石膏 30 克	山药 12 克	知母 12 克	延胡索 20 克
川楝子 10 克			

7 剂。

（杨　娟　王嘉琪　周雨涵）

王三虎教授点评：

读《伤寒论》第 268 条："三阳合病，脉浮大，上关上，但欲眠睡，目合则汗。"多年，近日临证才弄清阳明热盛神昏并不少见，无独有偶，又有信息反馈。学生写成日记，当是日后研究《伤寒论》的第一手资料。

2023 年 3 月 8 日　星期三　晴

心痛彻背背彻心　乌头石脂主意真

今天是妇女节，也是我最快乐的日子，因为今天下午我跟随师父在西安中医脑病医院出诊，收获颇多。

患者女性，48 岁。胸痛胸闷 1 个月，心痛引背，背痛彻心。检查心电图提示：窦性心律，93 次 / 分，ST ～ T 改变，下壁异常 Q 波，胸导联低电压，检查冠脉造影提示冠脉动静脉瘘。

1 个月前来师父这里治疗，师父认为是由风邪引起的瘘、孔洞，就给了治疗胸痛的乌头赤石脂丸原方，方中乌头除风祛寒排湿，通十二经阳气，赤石脂入心经，治疗胸腹部疼痛，有收敛的功效，干姜、花椒温阳祛风，起到协助之功。经过治疗，患者的胸痛已经明显减轻，此次就诊精神和情绪明显好转，面露喜色，心率也降至 68 次 / 分。观面白，舌象胖淡，有齿痕，白厚腻苔，脉沉，有阳虚、水湿痰饮之象，予以乌头赤石脂丸 + 苓桂术甘汤 + 桂枝甘草汤加减。处方：

赤石脂 20 克	川乌 3 克	干姜 15 克	淡附片 10 克
花椒 10 克	茯苓 30 克	桂枝 15 克	甘草 15 克
白术 15 克			

14 剂，每日 1 剂。

"医者意也"，师父真真切切带领弟子进入悟的境界，风邪无孔不入，正是由于身体某个部位最薄弱，风邪善行数变，走窜不定，才会在最薄弱处突破引起孔洞、瘘道。大道至简，师父一语道破天机，我们真是佩服得五体投地。用乌头除风寒湿，用赤石脂来收口，真是完美的搭配，张仲景的用药之道是何其神妙啊。

另一女性患者，48 岁，新冠感染后 2 个月来身冷，小腹疼痛。2 个月前新冠感染时全身怕冷，尤其头冷，背冷，咳嗽，痰多，5 天后心慌气短，乏力，小腹部冷痛，口干渴不欲饮，饮水停于上腹部，热敷后好转，饮食尚可，眠差，健忘，喜卧，眠浅，二便正常，月经量少。患者自己服人参、桂圆，并无明显好转。在西安某三级医院检查，指脉氧仅 50% ～ 60%。检查提示心肌酶正常，心电图提示：心率 80 次 / 分，T 波改变，肢导联低电压。B 超提示子宫肌瘤。经治疗症状有减轻，但仍感身冷，乏力，小腹冷痛。

见患者精神萎靡不振，趴在桌子上，头项低垂，面白，说话语音低微，舌淡红，苔白厚腻，舌下静脉迂曲，右关脉滑，左关脉瘀涩细。师父细细帮我们分析，娓娓道来：患者是以伤寒为基础病，在太阳病基础上，出现太阳病直传少阴，太少两感，风寒入里，直中心脏。

患者感染新冠后首先出现身冷痛和呼吸道感染症状，相继出现心慌、气短、乏力，指脉氧快速下降，提示心脏功能受影响比较严重了。现在患者趴在桌子上，疲惫不堪，头抬不起来，一直不能起身端坐，是"少阴之为病，脉细，但欲寐"的一种轻症的表现形式，用方麻黄附子细辛汤。

患者饮水停于心下，见于《金匮要略》"心下有痰饮，胸胁支满，目眩，苓桂术甘汤主之"。另有健忘，下焦有子宫肌瘤，说明有瘀血存在，《伤寒论》第 125 条："太阳病，身黄，脉沉结，少腹硬，小便不利者，为无血也，小便自利，其人如狂者，血证谛也，抵当汤主之。"第 237 条："阳明证，其人喜忘者，必有蓄血……屎虽硬，大便反易，其色必黑者，宜抵当汤下之。"

师父随后给予处方：

生麻黄 12 克	细辛 9 克	淡附片 12 克	茯苓 20 克
桂枝 15 克	炒白术 15 克	炙甘草 10 克	桃仁 15 克
水蛭 6 克	大黄 6 克	虻虫 6 克	

14 剂，每日 1 剂。

太阳外感时少阴阳虚不能奋起抗邪，导致寒邪入里，击中少阴，出现四肢厥冷，精神萎靡不振，嗜睡，神志不清，或下利清谷，脉微细欲绝，形成太阳与少阴同时受病，较阳虚外感风险更大，容易导致亡阳。

师父临证洞察秋毫，信手拈来，见一叶而知秋，对病症轻重程度、分寸拿捏得丝丝入扣，我们晚辈当努力学习。

（雷　琰）

王三虎教授点评：

第一个病例是我心心念念的重点，果不负众望，患者于 2023 年 5 月 8 日三诊，症状消失，皆大欢喜。谁说古方今病不相能？

平心静气而论，极少数新发现的疾病确实在博览古籍时查无实据。但大多数疾病，在博大精深、源远流长的中医学宝库中，还是有好方法的。切莫以民族虚无主义的心态对待中医学这门具有早熟性的学科。有人可能说，时间过了 2000 年，经方还这么管用吗，我说，2000 年，在几百万年的人类发展史上可是一瞬间啊。

2023 年 3 月 15 日　星期三　晴

进京赶考不辞劳　肺癌治疗见实效

王老师来京好几年了，求诊患者越来越多，不得不再次增加坐诊时间。作为医助，可以察言观色，耳濡目染，近水楼台先得月。我印象最深的，是王老师的复诊率高，试举一例，以飨同行。

高女士，32 岁，吉林省人，2023 年 2 月 15 日于北京四惠南区首次就诊。

主诉：确诊小细胞肺癌 2 月余。

现病史：体检发现小细胞肺癌 2 月余，就诊于吉林大学白求恩第一医院。2022 年 12 月 16 日胸部 CT：右肺上叶占位性病变，约 5.4cm×4.1cm，考虑肺癌可能，伴纵隔淋巴结转移，不除外累及邻近奇静脉。右肺穿刺病理：小细胞肺癌。放疗 27 次，化疗 2 周期。

刻诊：反胃、乏困、眠差、大便干。舌淡胖苔白，脉细。

辨病：肺痿。

辨证：气阴两虚，痰浊犯肺，胃失和降。

治法：补气养阴，化痰宣肺，辛开苦降。

方选：海白冬合汤、半夏泻心汤。

处方：

海浮石 30 克	白英 30 克	麦冬 30 克	百合 30 克
姜半夏 15 克	白芍 15 克	甘草 10 克	黄连 10 克
黄芩 10 克	干姜 10 克	大枣 30 克	栝楼 30 克
枇杷叶 10 克	人参片 10 克		

28 剂，水煎服，日 2 次。

2023 年 3 月 15 日二诊：诉 2023 年 3 月 7 日复查胸部 CT：①右肺上叶恶性占位，范围约 1.2cm×2.1cm，远端阻塞性肺不张。②右肺上叶少量渗出及结节。服药后大便通畅，精神可，眠可，有痰，肿块变为 1.2cm×2.1cm，患者非常高兴。上方加桔梗 12 克，黄芪 20 克。28 剂。

按语：方中海白冬合汤是王老师多年临床经验所得，也是在肺恶性肿瘤中最多使用的方子。功能：化痰散结、益气养阴。主治：痰浊泛肺，气阴两虚型肺癌。半夏泻心汤和胃降逆，散结消痞，方中半夏和胃降逆，消痞散结为君；干姜温中散寒，黄芩、黄连清泄里热为臣；人参、炙甘草、大枣益气健脾，和中补虚为佐。

得胃气则生，失胃气则亡，改善患者在化疗期间出现的胃部不适，及时保护胃气是至关重要的。引用王老师此行的一段话："西医靠指南，中医靠经典。"经典的传承与发展不仅仅是停留在书本上，而是以"纸上得来终觉浅，绝知此事要躬行"的态度去学习与付诸行动，在不断的看诊过程中进行总结与思考，而后继承与发扬中医经典，提高临床疗效。

（李海霞）

2023 年 3 月 25 日　星期六　晴

时间已过一年整　方向明确路径清

师父：

时间过得飞快！如果说 2021 年 10 月，去深圳是探路的话。那真正的跟诊，还是从 2022 年 3 月开始的，到现在已经有了一整年。这一年，我认为是改变我一生的一年！在这之前，我也拜了几个老师，多则跟诊四个月，少则两月，我自认为掌握得差不多。所以在 2021 年 10 月刚和您联系时，我认为跟诊一年应该没问题，或许能掌握您的思想精髓吧！当时您建议我跟诊两年。

但跟诊一年来，很多很多我没学够！也印证了您的建议的前瞻性。

跟诊一年来，师父的理论思维随着您的年龄、阅历、经验的积累，对中医经典的临床实践时刻都在创新、发展、领悟，时常是灵光一闪，思维瞬间碰撞出火花。您还在"悟"，您超脱出当今大医院许多专家教授太多。

您从不照本宣科，脏腑辨证在您的临床份额很少。您不循规蹈矩，无固化思维，超脱出世俗的"企踵权豪，孜孜汲汲，惟名利是务"，成为一个和医圣对话的真正中医人。您曾讲过，20 年前被迫"下海"成就了今天的您。是的啊！您曾经当过三甲医院的肿瘤科主任、肿瘤研究所的所长。近 20 年来全国各地的多点执业，您成了天天和患者打交道的临床家。有青少年时代的扎实基础理论，又有名校及大三甲医院的锤炼，最主要的是几十年来天天不离临床，贴近患者。您常说"临床才是创新的源泉"，这才成就了今天的您啊！

跟诊一年来，您的扎实理论，我没学到！"问渠那得清如许？为有源头活水来"。我还需背经典，背方歌，背中药，感觉什么都需重新背诵，这方面我没学够！

跟诊一年来，诸多的疑难杂症，到您这里，三招两式就化解了，思路的灵活，脱口而出的方药，我还没学够！用您的话说就是"遇到疑难怎么办，经典著作找答案"，用经方就是学习经典著作中的关键环节，有了经方就有了理论，有了治法，有了药，抓住了经方就是抓住了中医的核心。

跟诊一年来，您接待患者时循循善诱，娓娓道来，开朗、淡定、幽默，临阵时的不慌不忙，宠辱不惊等，我还没学来！

跟诊一年来，您的"四个梦：少年梦，学经方；青年梦，用经方；中年梦，发扬经方；老年梦，宣扬经方"。这种悲天悯人、以天下为己任的步步为营，宏观战略，我还没学来，没学够！

跟诊一年来，您对朋友的真诚，对家庭的经营，和师母、女儿关系的融洽，也时刻教育着我这个同样处于社会、事业、家庭、朋友的中年人，使我也学到了很多很多！我没学够！

跟诊一年来，我学到了您的创新理论，学到了诸多癌症如何辨证论治和专病专方专药，当然更多体会到的是天天跟您用经方出奇制胜的治好患者获得的喜悦。

跟诊一年来，是您确定了我人生的一个目标，学经方，用经方，钻研癌症。您说过黄煌教授说："我们经方要在重大疾病面前发挥作用。"我现在的目标也是想成为学习、应用、宣扬经方的一分子，一个真正的中医人，一个您真正的弟子！成为像您一样，学富五车，一心钻研，拥有创新思维，悲天悯人，真心为患者解除痛苦，真正有社会责任感，有朴素唯物的世界观与人生观的"虎门人"！

（杨保社）

王三虎教授点评：

今晚在深圳机场候机的过程，我收到了杨保社的信，信中充满真情实感，首先使我在航班延误的 4 个小时里毫无倦意，用"得天下之英才而育之，何其有幸"来形容我的心情有点自我"膨胀"，但我的七八十个秘传弟子中像杨保社这样的英才不乏其人。我真正体会到了教学相长的快乐。让这样真正热爱中医的学子来得再多些吧！

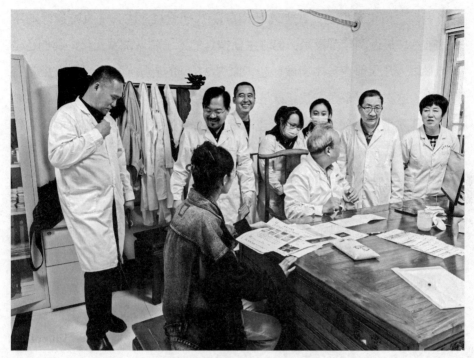

图3　众弟子随王三虎教授出诊

2023年4月25日　星期二　晴

持久战有新成果　迅速取效也不错

随着父亲的名气越来越大，全国各地来求诊的患者络绎不绝，有时一天要看180多号，常常是一号难求。今天父亲利用休息时间特意在西安信守堂中医馆加了一天门诊，以方便等了好多天的患者就诊。航班受天气影响，凌晨两点多才从深圳返回的父亲，一大早就又开始接诊。父亲澄神内视，毫无倦色，尤其是对千里迢迢、远道而来的患者，父亲格外认真，如果是多年的老患者，效果显著的患者，父亲就会特别兴奋。

从黑龙江佳木斯专程来就诊的患者刘女士一周前就预约了父亲的号，到中午时分才轮到。一进诊室，其女儿就对父亲说："王教授，我母亲是你的老患者，之前说是肝癌，在佳木斯中医院找您看过3次，一直吃您开的中药，虽然您最近两年都没来，但时主任按您的方子稍做加减变化，我们还是坚持服用，几天前在佳木斯做彩超，原先2.8 ㎝的肿块消失了，现在就是有肝硬化。这次专程来西安找您就是想让您再给我母亲看看，也不知您什么时候再去佳木斯？"父亲看着患者边回忆边说，"是啊，很难抽出时间再去佳木斯了，最后一次去还是2020年7月。"

我一听，这又是一个令人振奋的消息，瞬间来了精神。父亲在小柴胡汤基础上形成的治疗肝癌的软肝利胆汤疗效确实，报道不少，但这么彻底而有故事情节，我见得还是不多。这更增强了我重读经典的信心。

再看患者：老年女性，精神尚可，面色黄，面有瘀斑，阳过后咽中有痰，腹硬腹胀，口苦，食纳可，乏力，胸闷气短，睡眠较前好转，尿少，大便3天1次。舌暗红，苔薄，脉滑数。

追问病史：诉既往糖尿病史十余年，注射胰岛素，空腹血糖8.1mmol/L。有冠心病病史。肾功能不全，常年服尿毒清胶囊。10年前因输尿管癌行手术切除。父亲开出了大柴胡汤合升麻鳖甲汤合方。处方：

柴胡12克	黄芩12克	麸炒枳实15克	姜半夏12克
白芍30克	大黄6克	生姜15克	大枣30克
升麻30克	猪苓15克	醋鳖甲30克	赤芍30克
栝楼30克	人参10克	黄芪30克	地黄30克
玄参20克	山药20克	苍术15克	木蝴蝶12克
姜厚朴15克			

患者有肝硬化，口苦，表明病变部位仍未离少阳；再有腹硬腹胀、便秘、舌暗红、脉滑数，说明病邪已进入阳明，有化热成实的热结之象。方中柴胡、黄芩和解少阳；枳实、大黄内泄热结，芍药合枳实、大黄治腹中实痛；半夏和胃降浊化痰，生姜、大枣调营卫而和诸药。诸药合用，共奏和解少阳、内泻结热之功。升麻鳖甲汤是父亲发现的经方中的精粹，既能解毒散邪，又能软坚散结，近几年已经应用得出神入化，患者面有瘀斑，是毒邪入

络的表现，正符合升麻鳖甲汤条文中"阳毒之为病，面赤斑斑如锦文"的临床表现。

　　如果说上一位患者服用两年多的药而是持久战的结果，另一位患者则是临危不惧、指挥若定、速战速决、迅速取效的典范。常先生，71 岁，是因胰腺癌复诊，服药 14 剂后腹胀减，小腹痛消失，喝水则水停心下，心下胀痛，平躺则肠鸣，按之则有振水音，舌红，苔薄，脉滑。有前列腺增生病史。用方：黄连汤合苓桂术甘汤，处方：

姜半夏 12 克	黄连 10 克	干姜 12 克	人参 12 克
厚朴 20 克	炙甘草 6 克	茯苓 30 克	桂枝 15 克
白术 12 克	升麻 30 克	鳖甲 20 克	瓦楞子 30 克

10 剂，水煎服，日 1 剂。

　　胰腺作为一个消化器官，位于中上腹，中医认为属于脾的范畴，一方面具有消化功能，一方面有调节中焦气机升降的作用，所以说脾升胃降。黄连汤是父亲治疗胰腺癌的常用方，黄连汤《伤寒论》第 173 条说"伤寒，胸中有热，胃中有邪气，腹中痛，欲呕吐者，黄连汤主之"。其实是半夏泻心汤去黄芩，加桂枝，如果说半夏泻心汤的作用是辛开苦降，平调寒热，治疗寒热错杂的中焦的痞证，那黄连汤证在半夏泻心汤证基础上邪气更深入了，其症状更偏寒象，治疗寒热错杂而偏寒的中焦胰、脾、胃的痛。患者以胰腺癌为主病，以"心下胀痛"为主症，故选黄连汤，而"水停心下，按之则有振水音"则是苓桂术甘汤的适应证。这里升麻鳖甲汤只用了"升麻、鳖甲"两味药，取其软坚散结解毒之意。

　　一天门诊很快就结束了，我脑海里全是今天就诊过的病例，收获满满却意犹未尽，还有很多好的病历来不及记录，留有遗憾，期待下一次跟诊。

（王　欢）

2023年5月6日 星期六 中雨

理法方药一线通 肾癌肺癌治疗中

入夏前的又一次降温，天气骤寒，大雨倾盆，前来就诊的患者却没有因此受到影响，信守堂的候诊大厅里坐满了的患者和家属，熙熙攘攘。

排在最前面的患者谢先生前一天从宁夏赶来，早在1个月前就预约了号。他肤色偏黑，面色黑中透红，典型的大西北人长相，让我印象深刻。他是以"右肾透明细胞性肾细胞癌术后38天"来诊。体检中发现本病，未诉明显不适，饮食、睡眠、二便均正常。舌暗红，脉沉滑。父亲以小柴胡汤合升麻鳖甲汤加减，处方：

柴胡12克	黄芩12克	党参12克	姜半夏12克
甘草9克	生姜12克	大枣30克	人参10克
茯苓30克	白术15克	夏枯草30克	升麻30克
醋鳖甲20克	当归12克	薏苡仁30克	石韦15克
天花粉30克	瞿麦15克		

30剂。

小柴胡汤作用广泛，通治三焦，用在这里有调节三焦、通调水道之意。《素问·灵兰秘典论》云："三焦者，决渎之官，水道出焉。"父亲说，人体百分之六十是水分，所以，百分之六十的疾病与水液代谢失常有关。肾脏肿瘤不单纯是下焦病变，往往表现的是肺、脾、肾三脏功能失常，导致水液敷布障碍，气机升降失调，三焦不利，从少阳论治，用小柴胡汤和解的方法，疏利气机，通调三焦，较为切合病机。

升麻鳖甲汤虽然在父亲的处方中已多次出现，"阳毒之为病，面赤斑斑如锦文……升麻鳖甲汤主之"，但仍是《金匮要略》中被我们忽视许久的良方。《神农本草经》说升麻"主解百毒"，鳖甲"主心腹癥瘕坚积"，肾脏肿瘤何尝不是一种毒邪积聚，此处只用升麻、鳖甲两味主药，就取其解毒软坚之意。

接着就诊的张女士诉间断咳嗽5年，曾尝试多种治法不效，近半年气短，刻诊：声低，无痰，咽喉不利，有异物感，气力不足，项强，胃不舒夜甚，食纳可，二便正常。舌红苔薄，脉沉。胸部 CT 提示：双肺局限性间质改变；双下肺支气管略扩张。双肺散在条索灶。心脏显大。HPV53（人乳头瘤病毒 53 型）阳性。父亲辨病为肺痿，以麦门冬汤为主方加减：

麦冬 60 克	姜半夏 10 克	人参 9 克	甘草 15 克
大枣 30 克	土茯苓 30 克	升麻 30 克	鳖甲 20 克
当归 15 克	地黄 30 克	薏苡仁 30 克	芦根 30 克
桔梗 10 克	射干 10 克	葛根 20 克	白芍 15 克
黄柏 12 克			

《金匮要略·肺痿肺痈咳嗽上气病脉证并治第七》说："火逆上气，咽喉不利，止逆下气者，麦门冬汤主之。"我们常说半夏燥湿化痰，降逆止呕，其实应用半夏是有两个靶点，一个是心下痞，用半夏泻心汤，一个是咽喉问题，用半夏类方，像半夏散及汤、半夏桂枝甘草汤。

《神农本草经》讲半夏"主伤寒，寒热，心下坚，下气，咽喉肿痛，头眩胸胀，咳逆肠鸣，止汗。"可见半夏有直接的利咽作用，治咽喉部位的问题，包括小柴胡汤的"口苦、咽干"症状也在口咽部，口咽部的不适、胃脘的不适总离不开半夏。治疗咽喉问题的经方，证候偏热用射干麻黄汤，偏寒用小青龙汤，纯寒无热用半夏散及汤，方中都有半夏。患者没有喘，在此可不用麻黄，但射干解毒利咽很有必要。用薏苡仁、芦根是取《千金》苇茎汤之意。患者还有项强症状，酌加葛根、白芍解肌发表，缓解挛急。人乳头瘤病毒 53 型感染问题用土茯苓、薏苡仁、升麻、鳖甲、黄柏清热利湿解毒。

《荀子·儒效》谓："千举万变，其道一也。"治疗任何疾病都是万变不离其宗，不同疾病也可以用同一种方、同一味药物治疗，重要的是把握疾病的病机。父亲常说看病要抓主症，抓住疾病每个阶段的主要矛盾，这些话我早已耳熟能详，在临床上却很难将病症方药一线贯通，看来我还有很长的路要摸索前进。

（王　欢）

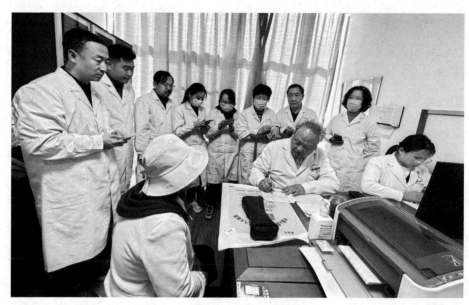

图4　众弟子与王三虎教授合影

王三虎教授点评：

鲁迅说世上本无路，走的人多了就成了路。我感叹曰："寝嗜岐黄五十年，践行仲景如登山。我有经方为底线，何愁癌症治疗难？"对于肾癌，我从三焦水道论治，用小柴胡汤虽比不上用麦门冬汤论治肺癌那么多，也还是积累了不少资料，从公众号"王三虎"2023年5月18日"肾癌术后"一文可参。王欢从药入手，小题大做，激活经典，别开生面。我这样说话，是"内举不避亲"，还是"自己的娃亲"，读者自有评判。

2023年5月8日　星期一　晴

小柴胡汤治水肿　熟读经典理自明

今天在易圣堂跟随师父出门诊，连续跟诊多日，有些疲惫，但是听到患者反馈的好消息，我瞬间来了精神。该患者的女儿是出身中医的西医医生，她一进来就说："王教授，我妈的腿肿居然好多了，好多西药都减量了，可以不限制喝水了。"她感到很惊奇，以前其母每天都要用西药利尿药，腿肿才能好点，而且反反复复，中医大夫往往开的是五苓散之类，效果也不明显。这次吃了看似没有利水的中药后，腿肿居然能消退。于是我赶紧回顾了一下病历，一看处方，师父不直接治肿，肿却自消。

2023年4月8日初诊：马某，女，80岁，有原发性肝癌，转移到肺，转移到骨，是坐轮椅而来的，症状有膝关节骨质疏松，有多处骨折，腰腿疼痛，腿酸软，不能行走，面黄，心衰，水喝多了就会咯血，双下肢腿肿，每天都要用利小便的西药才行，手抖，咳嗽，咯血，动则气喘，痰少，失眠，食欲差，口干，口苦，大便正常，怕冷，皮肤出汗则痒，有汗但不算多，舌红，苔薄乏津、干，脉沉。

辨病：肝积，肺痿，痹证。

辨证：湿热蕴肝，肺热阴虚，肝肾亏虚，筋骨不利。

用方：小柴胡汤、海白冬合汤、独活寄生汤加减。

用药：

柴胡12克	黄芩12克	海浮石30克	白英30克
麦冬30克	百合30克	龟甲20克	骨碎补30克
独活15克	桑寄生15克	秦艽12克	防风15克
细辛5克	川芎15克	当归15克	白芍15克
生地黄30克	肉桂6克	杜仲15克	续断20克
人参12克	炙甘草10克	自然铜20克	牛膝20克
土鳖虫10克			

26剂，水煎服。

2023年5月8日复诊：腿疼痛减轻，双下肢水肿好多了，利尿药也从20mg减到10mg，心功能比之前好，已经不限制喝水了。刻下：腰疼，手抖，腹泻，精神差，嗜睡，舌红。上方基础上加白术12克，茯苓12克，（师父说茯苓、白术健脾，利腰脐间瘀血）。26剂，水煎服。

按语：师父常说一病有一病之主方，而小柴胡汤就是肝胆肿瘤的首选方，《伤寒论》第96条说："伤寒五六日中风，往来寒热，胸胁苦满，默默不欲饮食，心烦，喜呕，或胸中烦而不呕，或渴，或腹中痛，或胁下痞硬，或心下悸，小便不利，或不渴，身有微热，或咳者，小柴胡汤主之。"其描述的或然证就有胁下痞硬，胁下痞硬就是肝胆肿瘤的一个重要体征，加减法也给出了明确的治法，"胁下痞硬者，去大枣，加牡蛎"。牡蛎能软坚散结，用于癥瘕积聚、肝胆肿瘤。治疗肺癌的海白冬合汤、治疗痹证的独活寄生汤都是师父的常用方。

《中医内科学》教材中水肿单独作为一个病来论述，分阴水与阳水，多由肺失通调、脾失转输、肾失开阖、三焦气化不利引起。而今天的病案则是小柴胡汤在水液代谢异常中的运用，小柴胡汤不仅疏利肝胆，和解表里，还能疏利三焦，通调水道。"三焦者，决渎之官，水道出焉"，已经能说明小柴胡汤治疗水肿的机理，再看《伤寒论》第230条条文："阳明病，胁下硬满，不大便而呕，舌上白苔者，可与小柴胡汤。上焦得通，津液得下，胃气因和，身濈然汗出而解。"与第96条则是相互印证。心下悸，小便不利，也是水道不通的症状，用小柴胡汤对治。综上，小柴胡汤可以通利大小便，治疗不大便与小便不利、水肿。

从药物上说，柴胡"去肠胃中结气，饮食积聚，寒热邪气，推陈致新"。推陈致新促进食物与水液的新陈代谢，水循环好了，水肿自消。张锡纯也言："柴胡不但能通大便，且利小便。"《神农本草经》也说黄芩有逐水之功："味苦，平。主诸热黄疸，肠澼，泄利，逐水，下血闭，恶创疽蚀，火疡。"半夏，《金匮要略》言"复内半夏，以去其水"。生姜更是宣散水气。

纵观师父全方，利水药很少，其中有一部分是滋阴的药物，如百合、麦冬、当归、白芍、生地黄、龟甲。癌症是复杂的，师父通过"燥湿相混致癌论"站在全局，把一个问题的两方面看得很透彻，师父常说："有旱的一面，就有涝的一面，燥和湿常常是共存的。"

大多数人看到水肿，想的都是用利水药，如猪苓、泽泻、茯苓、防己。

这就是师父的高明之处。《伤寒论》中有很多利水之法？逐水之方，如滋阴清热利水的猪苓汤，温阳利水的真武汤，通阳利水的苓桂术甘汤，和阴利水的苓芍术甘汤，外散风寒、内温化水饮的小青龙汤，攻逐水饮的十枣汤等，都给我们提供很多了治水之法。临床看病，怎可不读仲景之书呢？

（周雨涵）

2023年5月10日　星期三　小雨
胃癌服药大半年　复查阴性患者安

今天在天颐堂中医医院，一大早已经挂了128个号，其中复诊有101人。如此高的复诊率，就是师父临床实力的最好体现。对肿瘤患者来说，临床得益已经是国内外判断疗效不可或缺的重要方面。

上午开诊不久，一患者由儿子陪同来就诊。儿子在叙述他父亲病情时，兴高采烈，跃跃欲试，半趴在桌前侃侃而谈，喜悦、兴奋之情跃然纸上。因为患者经过前后大半年13次的诊治，复查CT，肿瘤标志物等，未见新增异常，患者体重增加，精力充沛，红光满面，和常人无异。病情摘录于下。

董某，男，66岁。2022年8月1日初诊：行胃体中央型中分化腺癌切除术1年，化疗6个疗程，降结肠息肉，双脚跟痛风发作，有低钠血症，肝肺结节，前天声嘶，食不下，失眠，肩痛，舌红苔剥，脉沉。

治则：辛开苦降，寒热并用，化痰散结。

方选：半夏泻心汤、滑石代赭石汤加味。

处方：

黄连 12 克	生黄芩 12 克	姜半夏 15 克	生晒参 12 克
干姜 10 克	大枣 30 克	甘草 10 克	滑石粉 12 克
代赭石 12 克	百合 30 克	生地黄 30 克	炒鸡内金 15 克
炒麦芽 15 克	炒神曲 15 克	炒山楂 15 克	油肉桂 6 克

土茯苓 30 克　　威灵仙 20 克　　怀牛膝 30 克　　片姜黄 15 克

防风 10 克

12 剂。

2022 年 8 月 15 日二诊：效。刻下症：胸闷憋气，痛风，舌红少苔，脉沉。上方加麦门冬 15 克，五味子 10 克，羌活 15 克。14 剂。

2022 年 8 月 29 三诊：大效，舌红少苔，脉滑。上方改百合为 60 克，生地黄 50 克。12 剂。加大滋阴功效。

2022 年 9 月 10 日四诊：效，眠差，舌红少苔，脉滑。上方加炒酸枣仁 20 克。10 剂。

2022 年 9 月 29 日五诊：复查（－），幽门螺杆菌（＋），手麻，舌红苔薄，脉滑。上方加黄芪 30 克。14 剂。

2022 年 10 月 15 日六诊：续用上方。14 剂。

2022 年 11 月 2 日七诊：体力增，虚汗，舌红苔薄，脉滑。上方改大枣为 50 克，加浮小麦 30 克，改甘草为 15 克。20 剂。

2022 年 12 月 2 日八诊：体力增，舌红苔薄，脉滑。上方减黄芪、炒神曲、滑石量。20 剂。

2023 年 1 月 2 日九诊：胃癌术后 1 年半，眠可，舌红苔薄，脉沉。上方去酸枣仁，加党参 15 克，柴胡 10 克。30 剂。

2023 年 2 月 10 日十诊：效！舌淡红苔薄，脉弱。续用上方。26 剂。另加服平消胶囊 5 盒。

2023 年 3 月 10 日十一诊：效！不疼痛了！上方威灵仙减为 10 克，羌活 10 克。26 剂。

2023 年 4 月 13 日十二诊：体力增，眠差，易感冒，舌红，脉滑。上方加酸枣仁 15 克。24 剂。

2023 年 5 月 10 日十三诊：效，胃癌切除术后近 2 年，复查 CT、肿瘤标志物等，未见新增异常，面色红润，体重从最初的 108 斤增到 144 斤，无明显不适，舌脉同前。守上方 24 剂。处方：

黄连 15 克	生黄芩 12 克	姜半夏 15 克	生晒参 12 克
干姜 10 克	大枣 50 克	炙甘草 15 克	滑石粉 12 克
代赭石 12 克	百合 60 克	生地黄 50 克	炒鸡内金 15 克
炒麦芽 15 克	炒神曲 15 克	炒山楂 15 克	油肉桂 6 克
土茯苓 30 克	威灵仙 10 克	怀牛膝 30 克	片姜黄 15 克
防风 10 克	麦门冬 15 克	五味子 10 克	羌活 10 克
浮小麦 30 克	党参 15 克	柴胡 10 克	炒酸枣仁 15 克

24 剂。

翻看师父公众号，已发表治疗胃癌的文章有以下几篇。2022 年 11 月 10 日，柴方珍：中医抗癌进行时——随王三虎教授临证日记：胃癌术后；2023 年 3 月 1 日，王三虎：治疗胃癌经验，师父对于半夏泻心汤、滑石代赭汤有详解，不再过多阐释。

《伤寒论》《金匮要略》很多方剂如太极图一样，阴阳并举，寒热并用，功补兼施。师父是"激活了经方"。是啊，经方是基础的基础，加上他深邃的思考，提出了风邪入里成瘤说、寒热胶结致癌论、燥湿相混致癌论等。如现代工业产业创新要产、学、研、用于一体一样，从源头的经典著作，到理论创新，到发掘经方应用，并应用于临床，自成体系，师父堪称理论家、实践家、临床家的集大成者。

在开创性的理论到每个实实在在的患者，又从患者临床疗效验证了理论的正确。师父就这样几十年走了下来，每一个理论的提出都是在和患者密切的接触过程中，发现未被满足的治疗需求，由此归纳出问题，再根据问题提出相应的理念、技术和解决方案。这一过程是何其之难，可想而知。

上面的这位胃癌术后患者的治疗过程，朴素的用方原则下蕴含着深邃的理论基础，每个病例诊疗过程的记录从不夸大临床疗效，不粉饰，不做作，而是实实在在，朴朴素素，亦步亦趋，正因为贴近临床，疗效卓著，所以有那么多的患者前来就诊。

（杨保社）

2023 年 5 月 11 日　星期四　晴

病在皮毛肌肉间　三阳分治并不难

2 个月没有跟师父门诊，下午在中心医院名中医馆跟诊，和以往一样复诊患者非常多，且基本上都是经方取胜，对我这个"经方迷"来说收获满满。其中有位王先生右腮腺与颌下肿块半年，不断长大，不痛不痒，皮色不变，殊碍观瞻。多处问询，莫衷一是。

2023 年 3 月 11 日初诊：超声提示右侧颌下腺与腮腺之间探及不规则液区，范围约 56mm×25mm，内见细密光点浮动，边界清楚，周围未见明显异常回声。建议穿刺抽液探查。舌淡红，苔薄，脉滑。

用方：麻杏苡甘汤、麻杏石甘汤加味。

处方：

麻黄 10 克	生石膏 50 克	炒苦杏仁 10 克	薏苡仁 30 克
连翘 30 克	夏枯草 30 克	土茯苓 30 克	升麻 30 克
甘草 10 克			

14 剂，每日 1 剂，水煎服。

2023 年 4 月 12 日二诊：右侧颌下腺肿块变化不大。乃在原方基础上再加瓦楞子、柴胡、黄芩，升麻缺药以薄荷代之。处方：

麻黄 10 克	生石膏 50 克	炒苦杏仁 10 克	薏苡仁 30 克
连翘 30 克	夏枯草 30 克	土茯苓 30 克	甘草 10 克
煅瓦楞子 30 克	薄荷 10 克	醋北柴胡 12 克	黄芩 12 克

14 剂，每日 1 剂，水煎服。

2023 年 5 月 11 日三诊：患者自述肿块明显缩小，我看"似有似无"，师父效不更方：

麻黄 10 克	生石膏 50 克	炒苦杏仁 10 克	薏苡仁 30 克
连翘 30 克	夏枯草 30 克	土茯苓 30 克	甘草 10 克
煅瓦楞子 30 克	薄荷 10 克	醋北柴胡 12 克	黄芩 12 克

14 剂，每日 1 剂，水煎服。

我觉得效果得力于三味药。方中煅瓦楞子可以消痰化瘀，软坚散结，用于顽痰胶结，黏稠难咳，瘿瘤，瘰疬，癥瘕痞块。《名医别录》说柴胡："主除伤寒。心下烦热。诸痰热结实。及湿痹拘挛。"夏枯草治肝郁化火，痰火蕴结之凛疡，痰核，颈项瘿瘤，皮色不变，或肿或痛者，治肝气郁结，痰热互结。

（王娜娜）

王三虎教授点评：

临床上说不上名堂的病症不少，往往无从下手。该患者获效，是我摒弃简单的辨证论治，化痰消肿，似是而非的方法，从风寒湿之邪外袭，风生水起，津液不循常道论治，从"湿病"入手，麻杏苡甘汤加石膏，其后再加柴胡、黄芩，何尝没有"三阳合病"的想法。

我们经常说"六经皆有表证"，这个表证，六经的表证是什么？理论上的推导，只能语焉不详。临床所见才使人豁然开朗。张仲景用麻杏苡甘汤治"湿病"，是风湿羁留皮肤肌肉之间的效方。我再加石膏、柴胡、黄芩，也是从实际出发，有经方不泥经方的学术思想的体现。

《素问·阴阳应象大论》："故善治者治皮毛，其次治肌肤，其次治筋脉，其次治六府，其次治五藏。治五藏者，半死半生也。"其实这种腠理、皮肤、胃肠、骨髓，由浅入深的分类诊断方法，战国时代的扁鹊就有了。张仲景更是不厌其烦："二者，四肢九窍，血脉相传，壅塞不通，为外皮肤所中也。"《金匮要略》前面就讲的痉、湿等六个病就是尚未入脏腑的病，治这个这就是治未病。人体无多余，四肢躯干的疾病，何尝不是我们应该重视的疾病？结节，囊肿，肿瘤，癌症，何尝不是由浅入深，由小到大，量变引起质变的结果？

2023 年 5 月 13 日　星期六　晴

肺为娇藏疾病多　掌握经方莫蹉跎

时光荏苒，不觉中已随恩师跟诊学习一年多了，在这一年的跟诊学习过程中，大概是受疫情的影响，在师父巨大的门诊量中，肺系病患者尤为多见。例如名目繁多的肺癌，以及肺结节、哮喘、上腔静脉综合征，胸腔积液，支气管扩张等，在此就不赘述了。

上个月师父去北京坐诊，在秘传弟子群中发了几例医案。其中有位王女士，属于肺系病里较复杂的类型，我特意留心记录了下来。这位患者因服药后效佳，没想到竟从北京追到西安来复诊。一坐下来就冲着师父笑，口中连说着"我好多了好多了"的话。看着患者的笑容，我的心中实在是感触良多。记得有句俚语——外科大夫不治癣，治癣要丢脸；内科大夫不治喘，治喘丢了脸。患者如此复杂的病情，初诊能有如此效果确非易事，在此记录总结以供日后学习反思。患者信息如下：

王女士，45 岁，2023 年 4 月 17 日在北京初诊：主诉：咳嗽 40 余天，哮喘 30 天。刻诊：喘息不止，形体消瘦，体重减轻 2.5kg。2023 年 3 月 8 日 CT 平扫：右肺门团块 3.4cm×2.8cm 肿瘤性病变体，肺内纵隔及双锁骨上窝淋巴结及胸腹膜多发转移，右胸腔大量积液，右肺下叶压迫性肺不张，无汗，恶寒，背痛，痰白质稠，行雾化则痰利，乏力，口干，食欲差，喉中痰鸣，月经不调，大小便正常，舌红苔白，脉数。病属肺痿，处方：

葶苈子 30 克	大枣 30 克	泽漆 50 克	麻黄 15 克
海浮石 30 克	白英 30 克	百合 30 克	麦冬 30 克
射干 15 克	细辛 6 克	五味子 10 克	姜半夏 15 克
干姜 12 克	炙紫菀 12 克	炙款冬花 12 克	人参 12 克
白芍 15 克	土贝母 15 克	栝楼 30 克	桂枝 12 克

28 剂。

复诊：2023 年 5 月 13 日在西安就诊。患肺痿 2 月余，服药后效，咳减，脚肿已消，喘减，左肩肿块，胃不适，精神状态好。舌绛红、瘦，苔薄黄干。上方加山慈菇 12 克，生石膏 30 克，炒杏仁 12 克，甘草 10 克。

射干麻黄汤、小青龙汤，还有师父的自拟方海白冬合汤、葶苈泽漆汤，都是师父常用方剂，也是师父的拿手"好戏"。其中葶苈泽漆汤中泽漆这味药是师父近几年挖掘出来的消水好药，在以前都被大家忽略了。《金匮要略·水气病脉证并治第十四》说"脉得诸沉，当责有水，身体肿重。水病脉出者死。"《金匮要略·肺痿肺痈咳嗽上气病脉证治》说"脉沉者，泽漆汤主之"，《神农本草经》说泽漆："味苦，微寒，无毒。主皮肤热，大腹腔积液气，四肢面目浮肿，丈夫阴气不足。"泽漆汤共九味药，其中八味药都是我们熟悉的。独泽漆用量大，这不就"要略"地说它是消水益阴气的好药嘛。

这位王女士刚起身，我还在回味师父对泽漆的妙用，接着却又来了位胸腺癌肝转移并上腔静脉综合征的患者。师父给这位患者所用的方剂，又让我感叹了一番。范女士，50 岁，形丰，面红颧赤，唇暗，行动缓慢，自诉服药有效，舌嫩红，苔根灰、黄腻。师父所开方剂如下：

防己 20 克	生石膏 120 克	桂枝 20 克	生晒参 12 克
海浮石 30 克	白英 30 克	麦冬 30 克	百合 30 克
王不留行 30 克	栝楼 30 克	薤白 15 克	赤芍 30 克
姜厚朴 30 克	炒枳实 30 克	泽漆 50 克	

师父在这例方剂中，用了大量的生石膏，清代名医张锡纯前辈也善用生石膏。他的著作中提到，生石膏即硫酸钙二水合物，其性凉散，有透表解肌之力，是阳明圣药。《金匮要略·妇人产后病脉证治第二十一》说"妇人乳中虚，烦乱呕逆，安中益气，竹皮大丸主之。"其中就有石膏。由此可见，生石膏药性纯良。至于大量石膏的应用，莫过于木防己汤的鸡子大十二枚了。而木防己汤就是师父用于治疗上腔静脉综合征的主方，屡用屡效，不亚于放化疗，今天又一证矣。

师父常说用药如用兵。方中师父遣用大量生石膏，就像看到师父在临床实战中挥戈酣战、刺出威武的那一剑。

（柴方珍）

2023 年 6 月 15 日　星期五　晴

重经方不轻时方　古圣先贤有担当

有幸在北京四惠南区中医诊所跟随师父门诊学习，患者很多，各个系统的肿瘤患者都有，师父一直看到下午下班。最后一位远程会诊的患者，让我印象深刻。

患者王某，女，78 岁，河南郑州人。2023 年 5 月 20 日，因胃胀满 2 月余到医院检查发现腹腔肿瘤而来求诊。轮椅来诊，因腹腔肿瘤，已做腹腔积液引流十余天，每天 700mL，患类风湿关节炎几十年，双膝置换已十几年，仍服泼尼松。

刻诊：手指变形，食欲亢进，汗出，头汗，活动后心悸，不吐，咳，大便干，眠可。舌红苔薄黄中裂，脉沉。窦性心动过速，目涩。

用方：苍牛防己汤合猪苓汤合茵陈蒿汤加减。

处方：

炒苍术 30 克	白术 30 克	防己 30 克	牛膝 30 克
川牛膝 30 克	大腹皮 30 克	猪苓 30 克	茯苓 30 克
泽泻 15 克	茵陈 30 克	炒栀子 12 克	大黄 10 克
人参 10 克	阿胶珠（烊化）10 克		

28 剂，水煎服。

今天复诊，患者自述服药后，已经去掉引流管 4 天。CT 示腹腔少量积液，肝多发低密度灶不大，腹膜大网膜占位变化不大。精神气色好，腹不胀，胃有胀痛，两胁下及背触痛，大便干，欲解不能，肢怕凉，不能食凉，包括水果，口时干。舌红，苔厚腻。用方：上方合小承气汤合己椒苈黄丸。处方：上方加厚朴 15 克，枳实 15 克，葶苈子 30 克，椒目 10 克，改大黄为 15 克。

按语：苍牛防己汤是已故著名中医学家方药中先生根据肝病临床实践创制的治疗肝硬化腹腔积液的验方，由苍术 30 克，白术 30 克，牛膝 30 克，川牛膝 30 克，防己 30 克，大腹皮 30 克组成，师父在此借用，与经方合用治疗腹腔肿瘤引起的腹腔积液，疗效显著。师父经常说，我们临床重视经方，但不能轻视时方。这一病例就充分说明了，经方有经方的优点，时方有时方的长处，在适当的时候将两者结合，各擅其长。关键在医者之驾驭与运用。

（张　强　李海霞）

2023 年 6 月 21 日　星期三　晴

运动神经疑难病　就学仲景治未病

今天上午跟师父在深圳市宝安区中医院流派工作室出门诊，还未到开诊时间，一位家长匆忙带着其女儿进入诊室，说是慕名而来，找师父给其女儿看病，因为他们已找了好几家医院的医生诊治，效果不佳。

代诉：患儿发育迟缓，MR 查出颅内神经纤维瘤 4 月余。

患儿 10 岁 5 个月大，骨龄 7 岁 10 个月。追问：经常喷嚏流涕，上学后常双目流泪，曾行睫毛内卷手术，有好转。消瘦乏力，面黄无华。全身皮肤散在不规则圆形暗斑。手指圆钝偏粗短，蹬趾偏大，身高 123cm，食欲可，眠少，大小便可，舌暗红，苔薄白，脉滑。

2023 年 2 月 6 日 MR：双侧基底节区，丘脑、脑干，小脑半球多发异常信号，结合病史不排除颅内神经纤维瘤病。

西医诊断：脑神经纤维瘤（非恶性）。

中医诊断：痉病、湿病合病。

用方：防己黄芪汤合桂枝汤、麻黄汤加减。

处方：

防己 10 克	茯苓 10 克	白术 10 克	黄芪 10 克
桂枝 10 克	附片（先煎）5 克	大枣 30 克	炒苍术 10 克
麻黄 5 克	苦杏仁 10 克	薏苡仁 30 克	白芍 10 克
甘草片 10 克	人参 10 克	全蝎 3 克	防风 10 克
蜂房 10 克			

30 剂，每日 1 剂，水煎服。

用防己黄芪汤益气祛风，通利关节。桂枝汤、麻黄汤疏散在表的风邪。全蝎、蜂房攻毒祛风，师父多用于治疗脑瘤、椎管肿瘤，而且取得较好的临床效果。痉病：关节短粗、痉挛影响生长发育，所以影响身高。

（孙俊杰）

王三虎教授点评：

痉病、湿病，是张仲景排在杂病前一两位的疾病，其多见性、重要性不言而喻。但毋庸讳言，在《中医内科学》框架熏陶下的现代中医医生，对这两个病十分淡漠，束之高阁，习以为常。

杂病的最重要病因就是风生水起，津液不循常道。痉病，就是筋肉的津液敷布不足，而湿病，就是津液的凝聚。这两个病是风湿致病的两个方面，见于多动症以及缺钙的"抽筋"，国人口头禅是说"湿气重"。据我多年临床观察，痉病、湿病合病就是运动系统、神经系统疑难病的根源和表现形式。

我积极治疗痉病、湿病，不仅有法有方，而且实实在在地体现出治未病的高明之处。张仲景《金匮要略》第一条提出上工治未病之后，未再明言治未病，而这种病症排列顺序，已经昭然若揭，意义非同小可。

我用栝楼桂枝汤、大承气汤治疗脑胶质瘤，就是对痉病与脑瘤关系的早期揭示。我用去桂枝加白术汤治疗垂体瘤造成的尿崩症，就是在湿病条文中找到"小便自利"一语。而小便不利，肢端肥大，则是垂体瘤的另一种表现形式。

听神经瘤是风邪从耳入颅的结果。而前几天在北京超岱中医馆看到的颅咽管瘤患者，8岁的孩子，6岁骨龄，就是筋脉拘挛，影响了骨头生长的结果。DMD，是杜兴氏肌肉营养不良症的简称，是最常见的肌营养不良之一。由于最初表现是下肢和腰部肌肉无力，伴随着腓肠肌（小腿肚）肥大，又叫假肥大性肌营养不良。这就是典型的津液分布不匀，也是张仲景"四肢九窍，血脉相传，壅塞不通"的具体体现，今天这个颅内神经纤维瘤，就是最新的证据。

2023年6月29日　星期四　晴

痉病湿病成合病　往往就是疑难病

吾师王三虎教授提出"风邪入里成瘤说"已经20余年，内容不断丰富，指导性越来越强。而且，他不断地从经典原著中读出新意，乃至激活了经方。"仁者见仁，智者见智"，现在他每天都在大量的临床患者中，联想追问，推理查阅，随时记录，积少成多，新意频仍。每当这时，师父总是情绪高涨，说这就是老中医多临证的好处。

今天在西安天颐堂中医医院诊疗的两个患者，见证了师父捕风捉影的能力，从小处着手的能力，较真的能力，值得总结，深思。

陈女士，女，34岁。2023年6月29日初诊。乏力6年。腹痛起病3年半（2020年1月起）。2020年2月因为腹痛，行后腹膜肿瘤手术切除，诊断为腹膜后肿瘤（LAM，HMB45/D2-40/SMA均阳性）。术后除乏力外无不适。2023年4月20日因为胸痛发现右侧乳糜胸，限制油脂摄入。肺内有散在小囊状改变。肾无特殊。诊断为乳糜胸前无明显呼吸困难。后置胸腔引流管，开始每天1500mL，后每天大约600mL。

患者于2023年5月17日于北京协和医院门诊主诉：腹膜后包块和乳糜胸。确诊：淋巴管肌瘤病，乳糜胸。后服靶向药西罗莫司片每次2mg，每日1次，口服。1个月后复查，乳糜胸已能控制住，积液消失。已去掉外引流管月余。2023年6月20日超声：腹腔内另见数处无回声，较大者位于右上腹5.0cm×3.3cm×3.1cm（2023年5月8日，没有服药时B超示5.7cm×1.0cm），边界清，透声尚可，CDFI：未见明显血流信号。肺功能检测：小气道气流轻中度受阻，肺弥散功能中度减低。

刻下追问：面黄，爱出汗，口干，仍乏力，腿重，变天时肠胃不好，空调下工作多年，自觉在空调下房间偏凉，怕冷不适，背不凉，不磨牙，腿不抽筋，无头痛，无鼻塞，现在不咳嗽，2013年怀孕时咳嗽厉害，感冒后咳嗽难解，2013年产后出现手指僵硬，时需手掰才缓解，持续时间1年左右，时手麻，1年前晨起起不来，感觉特别累，不解乏，还需卧床休息，多梦，最近大半年食欲减退，二便正常，月经前腹胀气，舌淡红，苔薄，脉沉。

辨病：痉病、湿病合病。

辨证：风湿浊邪阻滞肌肤，筋脉津液匮乏，寒凝血滞，以至胸腹腔津液布散不能，凝聚成积。表里合邪，难分难解。

治法：祛风解表，温经散寒，宣肺化湿，疏通经络。

用方：桂枝加附子汤，麻杏苡甘汤，防己黄芪汤，麻黄加术汤合方加减。

处方：

桂枝12克	白芍12克	生姜9克	大枣50克
附子（先煎）15克	炙麻黄3克	杏仁12克	薏苡仁30克
甘草3克	防己10克	黄芪15克	生白术20克

颗粒剂，9剂，每日1剂，水冲服。

产后感受风寒湿，出现手指僵硬，时需手掰，辨为"痉病"；乳糜胸、腹膜后肿瘤属湿病；常年空调下的职业病，有受风寒的客观条件。《金匮要略·痉湿暍病脉证治第二》："病者一身尽疼，发热，日晡所剧者，名风湿。此病伤于汗出当风，或久伤取冷所致也。可与麻黄杏仁薏苡甘草汤。"只有解表减轻外部压力，否则里面的压力大会防不胜防。肺功能检测：小气道气流轻中度受阻，肺弥散功能中度减低。此也为麻黄、杏仁的应用来解决肺的问题提供了依据。

查阅师父公众号，关于风邪入里成瘤说的文章很多，有：2019 年 4 月 2 日"治脱发用葛根汤从风论治有担当"；2020 年 10 月 20 日的文章有"矢气排风"的观点；2021 年 5 月 1 日有王三虎医话·津液分布异常与百合狐惑阴阳毒病；2022 年 10 月 9 日"风邪入里成瘤说蛛丝马迹可捕捉"；2022 年 10 月 11 日临证日记"风生水起"；2022 年 11 月 24 日"王三虎医话·锤实风邪入里成瘤的证据链"；2022 年 11 月 17 日"从'风'论治疑难病"；2022 年 11 月 28 日"表证、身痛、壅塞不通、治未病"；2023 年 1 月 1 日学习和认识'风邪入里成瘤说'；2023 年 2 月 3 日中医抗癌进行时——随王三虎教授临证日记·风邪入里新证明。"洞察秋毫论病症风邪入里新证明"；2023 年 5 月 12 日"风邪与九窍"在临床中的应用思路等，这些都是师父及师兄妹通过实践病例不断对原有理论的丰富和夯实。

师父也多次讲过风生水起，讲过痉、湿、暍、百合、狐惑、阴阳毒，就是很多病的前期病变，都与表邪有关，都有表证。都是小病，某种意义上讲是"未病"，即未成为大病的未病。仲景之所以把前六个病放前面，风邪侵入人体，常由表入里，由浅入深，风邪入里，常用的通道是"九窍"等，就是用实际内容教我们治未病！

中午吃午饭时，师父意犹未尽，兴趣盎然地讲，张仲景说过"四肢九窍，血脉相传，壅塞不通，为外皮肤所中也"，表证不解带来的问题太多了，《金匮要略》痉病、湿病，就讲的是四肢、肌肉、筋脉的病，它会影响到人体脑部及内脏，会影响脑部，如见于脑胶质瘤，脑垂体瘤，脑部的神经纤维瘤，颅咽管瘤，一方面有痉挛的痉病，另一方面有湿病；会影响到了脊髓（上几天有一肢端肥大病）；会影响到了胸腹，今天这个病例的淋巴管肌瘤病就是例证。四肢的问题解决不了，压迫到头部、胸腹部、脊髓部，就出现了人体内部的问题。这样不同的病我们通过多年的临床实践已找出了共同的"规律"，虽然没有把病解决，但是我们有了这个理论思维及知识结构，就把很多病的来龙去脉、先后次序弄清楚了。

师父常说，遇到疑难怎么办，经典著作找答案。但是若没有深厚的理论学养，答案不是说找就能找到的啊！也不是硬想出来的，而是熟读经典之后在临床碰撞的"不思而得"。

（杨保社）

王三虎教授点评：

上一篇日记，也就是孙俊杰6月21日写的《运动神经疑难病，就学仲景治未病》刚刚发表，就收到杨保社这篇相互关联，前呼后应的日记，实际上是我们对痉病、湿病反复研读，深刻体会，广泛接触，确有疗效，临床反馈的结果，所谓"仁者见仁，智者见智"，此之谓也。

而且，从"淋巴管肌瘤"导致的腹部肿瘤，乳糜胸先后逐步确认的过程，可以看出，这不仅对中医来说是疑难病，也是西医逐步发现明确的疑难病。对于西医来说，几乎还是有看法没办法。那么中医呢，还得用老办法"遇到疑难怎么办，经典著作找答案"。对于热衷于痉病、湿病研究的我来说，答案几乎是现成的，我也更体会到张仲景把痉病、湿病放在杂病首位的良苦用心。而且，我多年的疑惑得解，"和血液循环并行的淋巴系统为什么视而不见、漠然置之？"风为百病之长，湿是淋巴天敌。

2023年7月2日　星期日　晴
耳鸣脑鸣相交替　风入九窍应注意

中医常说风为百病之长，但是真正像师父一样把风邪落实在辨病、辨证、处方、用药各个方面的并不多，师父强大的逻辑思维，站在宏观的角度对疾病的推演思考，见微知著，捕风捉影，跳出常规思路，常常出奇制胜！跟随师父的学习是一点一点、聚沙成塔的过程，我把师父的每个案例都记录在手机里，反复揣摩，其中在西安益群国医馆跟诊的这个案例激发了我的思考欲。

武某，女，60 岁。2023 年 5 月 5 日初诊：阳过后咽中有异物感 4 个月，右耳鸣 4 年，右脑鸣 2 年。耳鸣与脑鸣相交替，晨起易发，听力下降，面黄，眠差，喉镜双侧淋巴肿胀，胃食管反流，鼻塞，易喷嚏，偶清涕，左目有异物蜇感，怕冷，无汗，无高血压与糖尿病，舌红苔薄，脉弦。

辨病：耳鸣、脑鸣。

辨证：风中于窍，胃失和降。

用方：葛根汤，半夏泻心汤。

处方：

葛根 30 克	桂枝 12 克	麻黄 9 克	白芍 12 克
生甘草 12 克	大枣 30 克	生姜 12 克	防风 15 克
骨碎补 30 克	厚朴 15 克	半夏 15 克	菊花 20 克
黄连 10 克	黄芩 12 克	党参 15 克	

27 剂。

2023 年 6 月 2 日二诊：耳鸣，脑鸣，舌红苔薄，脉细弦。上方加升麻 20 克，鳖甲 10 克，龟甲 10 克，磁石 20 克，川芎 20 克，丹参 30 克，27 剂。

2023 年 7 月 2 日三诊：大效，耳鸣，脑鸣减轻很多，舌红苔薄，脉沉，胃镜检查：慢性萎缩性胃炎伴糜烂，结肠多发息肉 0.4cm ～ 0.5cm，上方加苦参 15 克，地榆 30 克，椿皮 30 克，60 剂。

思考一：风邪表证与九窍——葛根汤。在临床当中遇到脑鸣、耳鸣情况时，太容易想到治疗肾虚的六味地黄丸，肝火上亢的龙胆泻肝丸，却往往忽略表证，即风邪与耳鸣、脑鸣的关系，那么在脑瘤、听神经瘤、鼻咽癌、喉癌这样疑难的疾病面前更容易被忽视。

风为百病之长。风邪侵袭到人体，有多种途径，其中一种，就是从九窍（耳、目、口、鼻七个窍，加前后二阴）而入，在陈修园的《医学三字经》中风篇就明确提到，"人百病，首中风。"昔医云：中脏多滞九窍，有唇缓、失音、耳聋、目瞆、鼻塞、便难之症；中腑多着四肢；中经则口眼㖞斜；中血脉则半身不遂。中脏多滞九窍，风从孔窍而入出现相应问题，还当祛风。张仲景也说："四肢九窍，血脉相传，壅塞不通，为外皮肤所中也。"

九窍的很多问题离不了风邪。治疗风秘的三化汤中用了羌活；太阳病篇的桂枝汤治疗鼻鸣干呕（这里的鼻鸣也包括鼻塞流涕）；治疗肠风热毒的槐角丸中用了荆芥、防风；也包括今日耳鸣、脑鸣案例中的葛根、麻黄、桂枝；治疗眼痒，瞳子连眦头皆痒，不能收睑的驱风一字散中也用了荆芥、防风。

关于失音，巢元方的《诸病源候论》也提出风寒客于会厌，则卒然失音。原文："喉咙者，气之所以上下也；会厌者，声之户；舌者，声之机；唇者，声之扇也。风寒客于会厌之间，故卒然无音。皆由风邪所伤，故谓风失音不语。"在阅读《神农本草经》时我就观察到有些解表药明确提出具有利九窍、通九窍的作用，如蔓荆子主筋骨间寒热，利九窍；细辛主百节拘挛，风湿痹痛，死肌，久服明目，利九窍。本案患者，即使耳鸣、脑鸣已经多年，但是表证依然存在，时间的长短，并不妨碍解表祛风，风邪无处不在，无处不到，洞悉捕捉风邪存在的蛛丝马迹才是辨证用药的关键！

思考二：胃不和则九窍不利——半夏泻心汤。《素问·通评虚实论》云："头痛耳鸣，九窍不利，肠胃之所生也。"《素问·阴阳应象大论》云："谷气通于脾。六经为川，肠胃为海，九窍为水注之气。九窍者，五脏主之。五脏皆得胃气，乃能通利。"足阳明胃经的循行路线经过了鼻翼，鼻根部，上齿龈，口唇，腮后，下颌角颊车，上行耳前，前额，都在说明九窍与脾胃的关系，案中师父用的是半夏泻心汤，寒热并用，通过辛开苦降来恢复脾胃升清降浊的功能，清阳出上窍，浊阴出下窍，二者正常九窍则通，风从九窍而入肠胃可引起了一系列问题。半夏泻心汤在五官科的运用真是值得深思啊！

（周雨涵）

2023 年 7 月 7 日　星期五　晴

诊疗现场思路广　血管瘤病已成方

早年吾师王三虎教授治疗血管瘤的经验在 2018 年 4 月 24 日公众号有登载，文章中介绍了应用犀角地黄汤、归脾汤、一贯煎三方治疗血管瘤验案三则。

最近一年来，在师父"风邪入里成瘤说"指导下，我有了更多的临床体验与思考，对于很多患者，我从风邪论治，在精准辨证下，处方加入祛风解表药，而获良效多多。这也为师父治疗血管瘤提供了新的思路。举例如下：

郭女士，女，31 岁，在西安天颐堂中医医院于 2023 年 6 月 29 日初诊。患者肝血管瘤多发，最大 0.5mm。4 个月前阳过后爱汗出，恶风，头痛，两鬓疼痛，鼻鸣声重，咳嗽，心悸，恶心，胁下痞满，项强不适，腰不适，白天没精神，夜里睡不着，大便稀，月经前爱生气，舌淡红苔厚，脉弱。既往甲状腺功能减退。

辨病：血瘤。

辨证：风邪入里，壅塞不通。

治法：祛风解表，疏通经络，和解少阳，调和营卫。

用方：柴胡桂枝汤加减。

处方：

柴胡 20 克	生黄芩 12 克	姜半夏 15 克	党参片 12 克
干姜 10 克	大枣 30 克	甘草 10 克	桂枝 12 克
白芍 12 克	厚朴 15 克	杏仁 12 克	葛根 30 克

依据及分析：头痛，两侧疼痛，胁下痞满，辨为柴胡汤证；阳过后汗出，恶风，咳嗽，项强不适，辨为桂枝汤证、桂枝加厚朴杏子汤证，故用柴胡桂枝汤加减。

2023 年 7 月 6 日复诊，背冷减轻，腰项仍痛，胃胀，呃逆，夜间咳嗽，眠差，舌淡红，苔薄，脉弱。上方加百部 12 克，前胡 12 克，白前 12 克。

几天前诊疗完这个患者，师父曾讲到《伤寒论》第 53 条"病常自汗出者，此为荣气和。荣气和者，外不谐，以卫气不共荣气谐和故尔。以荣行脉中，卫行脉外，复发其汗，荣卫和则愈。宜桂枝汤"。"荣行脉中，卫行脉外"，不仅包括体外，也包括了体内，推理而知肝血管瘤是不是营卫不和在体内的表现呢？这是否为解表治疗肝血管瘤提供了思路呢？

我们都知道，桂枝汤是群方之魁，在外得之可解肌和营卫，在内得之可补虚调阴阳。小柴胡汤为和剂之祖，和解少阳，通里达表。柴胡汤和桂枝汤强强联合，诸药寒热并用，气血双调，调肝胆，调水道，调阴阳，调元气，调脾胃，调气血，调营卫，调三焦营卫，调表里之枢，调出入升降，调少阳太阳，调升降之枢。只要是辨证精确，针对外邪导致的壅塞不通病机，这正好是一个靶向方剂。

无独有偶，今天在易圣堂国医馆，左先生来第 3 次复诊。基本情况：男，35 岁。2023 年 5 月 8 日体检发现肝血管瘤 8mm×10mm 两年，有慢性浅表性胃炎史。面偏红，易出汗，冬天手足凉，腰僵硬，大便稀（自觉湿气重），未婚（肝郁），眠差，便可，舌红苔薄，脉弦。用方：逍遥散、升麻鳖甲汤合方加减。处方：

当归 12 克	白芍 15 克	醋柴胡 10 克	麸炒白术 12 克
茯苓 12 克	薄荷 6 克	生姜 6 克	炙甘草 6 克
升麻 12 克	醋鳖甲 10 克	土茯苓 12 克	蒲公英 30 克

2023 年 6 月 8 日二诊，无明显不适，舌淡，苔薄，脉数。上方加王不留行 30 克。

2023 年 7 月 8 日三诊，无明显不适，舌淡，苔薄，脉数。用方：柴胡桂枝汤加减。处方：

柴胡 12 克	生黄芩 12 克	姜半夏 12 克	党参片 12 克
干姜 10 克	桂枝 12 克	白芍 12 克	大枣 30 克
王不留行 30 克			

前后两个患者，均有表证，皆从解表邪入手，减轻外部压力，调阴阳和

营卫，肝血管瘤会不解解之，不了了之。虽然复诊期待中，但因为有理论自信，所以预期会有良效。

在诊疗间隙，我翻看师父治疗过的肝血管瘤病例，胡先生，男，52 岁。2023 年 6 月 5 日复诊血管瘤 10mm×9mm，血压高，胆红素增高，舌暗红苔白，脉滑。原处方：柴胡 10 克，赤芍 30 克，炒枳实 15 克，甘草 10 克，炒王不留行 30 克，丹参 30 克。复诊加夏枯草 30 克。生地黄 30 克加夏枯草是因为高血压，加生地黄是因为"逐血痹"吗？

正在思考为什么用生地黄时，此时周雨涵师妹问老师，能否加入"百合地黄汤"，她认为百合病是师父多次讲"风生水起"很多病的前期病变，表邪侵入，血液供应紊乱，"百脉一宗，悉致其病也"，而百合地黄汤是百合病的主方，举一反三，肝血管瘤也是血脉分布异常，加入此方是否合适呢？并且师父在 2021 年 5 月 1 日《王三虎医话·津液分布异常与百合狐惑阴阳毒病》有相应论述。而《本经》记载生地黄："味甘，寒。主折跌绝筋；伤中，逐血痹，填骨髓，长肌肉，作汤除寒热积聚，除痹；生者尤良。"师父略加思索说道："很好的建议，如果患者舌红明显，可以加。"

西医学认为肝血管瘤是一种肝脏内大量的动静脉血管畸形构成的团状结构，是最常见的肝脏原发性良性肿瘤。普通人群中，肝血管瘤的发病率0.4%～20%，发病的确切机制尚未明确，目前认为，肝血管瘤和先天性的肝血管发育异常。一般无须治疗，仅需定期随访，观察变化即可。如血管瘤短期内迅速增大、或因体积较大而出现明显症状、或破裂出血，需要进行手术或治疗。随着 B 超等现代检测技术的普及和健康体检的日益重视，肝血管瘤成为临床特别多见的疾病。

肝血管瘤按中医辨证属"积聚"范畴，乃因气血运行不畅，血痰凝滞，脉络阻结或气郁结聚致血管迂曲怒张而形成。临床上用理气活血的方法，效果并不尽如人意。吾师王三虎教授从"风邪入里成瘤说"立论，表邪入里，导致营卫不和，经络壅塞不通，用柴胡桂枝汤打底治疗此类患者是很好的启示。

师父意味深长地说："我们永远在学习探索的路上。"是啊！"万病疑难惑，良医独苦辛"，师父和继学者都在探索未知的路上。

（杨保社）

王三虎教授点评：

杨保社今天详细记述了血管瘤主方——柴胡桂枝百合地黄汤的形成过程。有历史，有现实，有理论，有实践，有老师指导，有学生提议，有西医认识，有新方形成，真实生动，是很有意义的教学过程。

2023 年 7 月 8 日　星期六　晴

痉病湿病太阴病　教学相长才触碰

今天在脑病医院分院诊疗的一位患者，令人深思，给人启迪，再一次见证了师父跳跃的思维，肆意流溢，闪耀着智慧的光芒。用我们自己的话描述是"病还能这样看"。

王女士，30 岁。2023 年 7 月 8 日初诊，右输卵管黏液性乳头状囊腺癌术后 3 年 4 个月，IC2 期，化疗 6 次。刻下症：术后便秘 3 年一直未解，面黄，心悸动，脐上中间稍靠左自按有硬块，腹部一般不胀，大便时间长了腹部痛胀满，推动有水声，不吐，恶风，汗少，下午易烘热，项背强硬十余天，手晨僵拘胀，之前手有麻胀感曾针刺过，脚不抽筋，晚上不咬牙，记忆力差，不能食凉，食可，眠差多梦，7 天未排便，小便无力，清白细长，舌淡，苔白，脉弱。

辨病：痉病，湿病，太阴病。

用方：栝楼桂枝汤，桂枝加葛根汤，桂枝附子汤，去桂加白术汤，桂枝加芍药汤，桂枝加大黄汤，麻杏苡甘汤加减。

处方：

| 天花粉 30 克 | 桂枝 15 克 | 芍药 30 克 | 甘草 12 克 |
| 生姜 15 克 | 大枣 6 枚 | 白术 60 克 | 附子 15 克 |

大黄 5 克　　　　人参 15 克　　　　干姜 15 克　　　　麻黄 5 克

苦杏仁 15 克　　　薏苡仁 30 克　　　葛根 30 克

师父问答式教学的辨病辨证过程，我如实记录如下：

柴方珍师姐辨为当归芍药散合桂枝茯苓丸证且有表证；周雨涵师妹辨为己椒苈黄丸合麻杏苡甘汤证；我认为面黄、怕冷、舌淡为温经汤证，且此方也是师父治疗卵巢癌的常用方剂，腹胀且记忆力差舌下脉络迂曲为抵当汤证，便秘合上大柴胡汤。

师父听完我们的讨论，缓缓地说按常规辨证，面黄、心悸、乏力为归脾汤证，可再加白术等。但患者没有劳心思虑的病史，所以排除了归脾汤。考虑到卵巢癌这个基础病，且患者一再强调腹部的痛胀满，用手往下推腹部有明显疙瘩，从《伤寒论》来看属太阴病，因为太阴病就是腹部的病，虽然不吐，但患者常用开塞露等下法，胸下的腹部还是胀硬。《伤寒论》第 273 条："太阴之为病，腹满而吐，食不下，自利益甚，时腹自痛。若下之，必胸下结鞕。"第 279 条提出了治法："本太阳病，医反下之，因尔腹满时痛者，属太阴也，桂枝加芍药汤主之。大实痛者，桂枝加大黄汤主之。"第 277 条是太阴病正治："自利不渴者，属太阴，以其藏有寒故也。当温之，宜服四逆辈。""四逆辈"可以加上理中汤。因为此患者心下痞硬，腹满胀为"虚"造成，不是实证。

另外，项背强硬十余天，手晨僵，手拘胀，这不正是我们常说的痉病与湿病吗。痉病用栝楼桂枝汤，湿病用麻杏苡甘汤，桂枝附子汤。患者汗少，下午易烘热，也正好符合"麻杏苡甘汤"条文中"发热，日晡所剧者"的记述。

翻看《金匮要略·痉湿暍病脉证治第二》，医圣反复掂量论证"湿病"，如："湿家病身疼发热，面黄而喘，头痛鼻塞而烦，其脉大，自能饮食，腹中和无病，病在头中寒湿，故鼻塞，内药鼻中则愈。"湿病外部用药，使湿邪从鼻窍而走的时候"腹中和无病"，可以反证湿病多会影响到"腹部"，且原著条文中湿病也总是和二便与腹部症状联系到一起。如"伤寒八九日，风湿相搏，身体疼烦，不能自转侧，不呕不渴，脉浮虚而涩者，桂枝附子汤主之；若大便坚，小便自利者，去桂加白术汤主之"。

师父又讲到，这次我们整个辨病辨证过程突破了解剖学的概念，不是把卵巢癌看成一个妇科病来治，而是辨为痉病、湿病、太阴病，三病都用桂枝类方，在用药上因为包含桂枝甘草汤，所以也治疗心悸。恶风汗出刚好也需用栝楼桂枝汤、桂枝附子汤。便秘正好用上桂枝加芍药汤、桂枝加大黄汤。反过来推理也很正确。

多年的总结发现，黏液性乳头状囊腺癌，往往导致的就是津液分布不均匀。太阴为大腹，黏液性卵巢癌又在腹中。我们不是刻意在经典中找答案，而是答案就在经典中，而桂枝汤为经方之魁，类方最多，加减最多，治疗主症也最广，所以现在临床上应用起来也得心应手。

师父深情地说，我们总提守正创新，落到实处，还要读经典啊！现在看《伤寒论》是医圣"去繁留简"的记录，句句经典，条条准绳，正如张志聪云"百部经书多误人，唯《伤寒论》其传真"。

（杨保社）

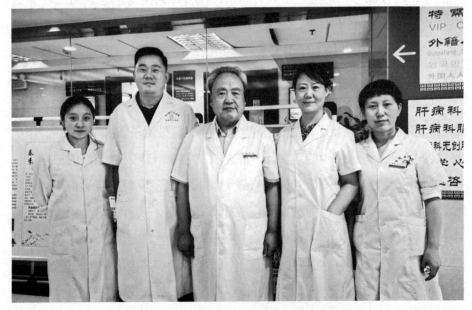

图5　王三虎教授与弟子们在西安市中医院国医馆

2023 年 7 月 14 日　星期五　晴

师生连线在天涯　经方抗癌力量大

跟师学习多年，师父治疗的肿瘤患者很多，但是专程上门出诊，并与师父连线远程会诊的还真不多。今天，让我们通过一位 84 岁老教授的抗癌经历，再来一睹中医经方的风采！

2023 年 6 月 11 日师父应邀到哈尔滨市某医院肿瘤科看望一位德高望重的老教授。赵老先生因"食欲明显下降一周"入院检查，2023 年 5 月 17 日 PET-CT 结果显示右肾体积增大，考虑肾癌，伴瘤卒中及周围淋巴结转移；右肺尖磨玻璃密度肿物，考虑恶性；双侧锁骨、纵隔、肺门淋巴结转移；下腔静脉癌栓；腹膜后多发淋巴结转移，大者 3cm。2023 年 5 月 23 日病理结果为乳头状肾细胞癌。5 月 31 日起服用苹果酸舒尼替尼（主治不能手术的晚期肾细胞癌）。

西医学将肾癌又称为肾细胞癌，它是起源于肾实质泌尿小管上皮系统的恶性肿瘤，是泌尿系最常见的恶性肿瘤之一。因肾癌早期没有明显症状，所以多数被发现时已经是中晚期了，常见的肾癌三联征：血尿，腰疼，腰部肿块。近年来，肾癌发病率逐渐升高，中老年男性发病风险相对较高。

患者虽然是学识渊博的教授，听到癌症这一世界难题，多少也有些不淡定，紧紧握着我的手问："还有没有机会再到南方？"病来如山倒，我十分理解老人内心的无助和焦虑。上医医心，看来要搬出一位大神来给他吃颗定心丸。立刻请求连线恩师王三虎教授，赫赫有名的经方抗癌专家，一生治病救人于危难，活人无数，视频中师父的专业气质着实让人安心，虽然老人因患耳疾多年无法听到师父鼓励的话语，但从他眼中闪过的光芒可以看到已燃起了战胜病魔的希望。

刻诊：每日间断发热两周，最高 39℃，5 月 18 日静脉栓塞手术穿刺后出现血尿至今，纳差，神疲乏力，便可，眠可，舌淡胖中有裂痕，脉弱。师父指导方选小柴胡汤合小蓟饮子。

辨病：积聚，血尿。

辨证：三焦失常，热伤血络。

治法：疏利三焦，清热止血。

用方：小柴胡汤合小蓟饮子加减。

处方：

柴胡 18 克	黄芩 12 克	人参 9 克	茯苓 20 克
姜半夏 12 克	栝楼 30 克	小蓟 30 克	生地黄 30 克
白芍 15 克	当归 12 克	藕节炭 30 克	蒲黄（包煎）15 克
栀子 15 克	滑石 12 克	石膏 30 克	知母 12 克
麦冬 30 克	百合 30 克		

15 剂，日 1 剂，水煎两次分服。

6 月 14 日，出现脚肿，上方加大腹皮 30 克，5 天肿消，去大腹皮。

6 月 17 日，咳嗽有痰，上方加海浮石 30 克，白英 15 克，紫菀 12 克，桔梗 12 克，麻黄 5 克，杏仁 5 克。3 天后症消，患者称症状消失，去上六味。

6 月 30 日，已无发热，气虚乏力、血尿。处方如下：

柴胡 12 克	黄芩 10 克	人参 15 克	茯苓 20 克
姜半夏 12 克	栝楼 30 克	小蓟 30 克	大蓟 30 克
生地黄 10 克	白芍 10 克	当归 12 克	蒲黄（包煎）15 克
藕节炭 30 克	栀子 10 克	滑石 12 克	石膏 10 克
知母 10 克	麦冬 20 克	百合 30 克	白茅根 30 克
地榆 30 克	仙鹤草 30 克	茜草 30 克	炙黄芪 30 克

共 7 剂，日 1 剂，水煎两次分服。配合输血。

7 月 7 日，纳差乏力，血尿改善。处方如下：

黄芩 10 克	人参 20 克	茯苓 20 克	姜半夏 12 克
黄连 3 克	干姜 3 克	炙甘草 10 克	鸡内金 15 克
炒山楂 15 克	栝楼 20 克	小蓟 30 克	大蓟 30 克

生地黄 10 克　　白芍 10 克　　当归 15 克　　蒲黄炭（包煎）15 克

藕节炭 30 克　　栀子 10 克　　滑石 12 克　　麦冬 20 克

百合 20 克　　　白茅根 30 克　地榆炭 30 克　仙鹤草 30 克

茜草 30 克　　　炙黄芪 40 克

共 7 剂，日 1 剂，水煎两次分服。

师父讲肾脏肿瘤不单纯是下焦病变，往往表现的是肺、脾、肾三脏功能的失常，患者检查中肾癌为原发，又见肺部转移、腹部转移。气机升降失调，发热，纳差，血尿直指三焦不利、小柴胡汤和解少阳，疏利三焦。"小柴胡汤"作为家喻户晓的一个中医方剂，药物组成和功效不必多说。这里我们更应该领悟的是小柴胡汤在此处润物细无声的打法。

下焦瘀热，气化失司，损伤膀胱血络，血随尿出，故见尿中带血。"小蓟饮子"出自南宋严用和的《济生方》，录自《玉机微义》，著名止血剂，凉血止血，利尿通淋。方中小蓟甘凉入血分，凉血止血通淋；生地黄甘苦性寒，养阴清热；蒲黄、藕节炭消瘀止血；滑石因势利导，利水通淋；栀子清三焦火热；当归养血和血，引血归经，且防诸药寒凉滞血。急则治其标，辅以白茅根、地榆、仙鹤草、茜草等。

上面变化的方中也见到了广受赞誉的海白冬合汤、麻杏石甘汤、半夏泻心汤的身影。听起来都是再普通不过的方剂，可是在中医抗癌的路上，它们肩负重任，不辱使命，屡起沉疴。

7 月 14 日收到患者本人信息："我的病可以说完全治好了……"

（张　晓）

2023 年 7 月 29 日　星期六　小雨

三十剂药能去杖　还是独活寄生汤

今天晚上视频网诊收到患者反馈，用药 30 剂后从初诊的挂拐来诊到如今每天走一个多小时路，收效迅速，令人振奋，看来中医并不是慢郎中，找准病机很重要。特在此分享。

患者殷某，男，55岁，6月27日于信守堂初诊，右肾肿瘤术后3年，骨转移2年，靶向治疗中，放疗致右臀部皮损、溃烂。

刻诊：轮椅来诊，左臀疼痛，左臀皮肤可见色素沉着，怕冷，口干，食纳可，睡眠差，大便溏。

诊断：肾癌骨转移。

辨证：肝肾亏虚，风邪入中。

治法：补肝肾，祛风湿，益气血，壮筋骨，止痹痛。

方用独活寄生汤加减：

独活 15 克	桑寄生 15 克	秦艽 15 克	防风 15 克
细辛 5 克	川芎 15 克	当归 15 克	熟地黄 30 克
白芍 15 克	肉桂 10 克	茯苓 15 克	杜仲 15 克
牛膝 15 克	人参 12 克	炙甘草 10 克	烫骨碎补 30 克
煅自然铜 10 克	醋鳖甲 10 克	土鳖虫 10 克	续断 20 克
穿山龙 30 克	五加皮 15 克	补骨脂 12 克	醋五味子 10 克

30 剂，水煎服，每日 1 剂。

7月12日收到患者微信"请转告王教授，我看病前挂拐，经过喝中药十二天就可以自己走一小步了"。7月16日再次收到患者微信"每天走一个多小时路""左臀部色沉明显变淡"并附视频。

独活寄生汤出自《备急千金要方》，原文："治腰背痛，独活寄生汤。夫腰背痛者，皆犹肾气虚弱，卧冷湿地当风所得也，不时速治，喜流入脚膝，为偏枯冷痹缓弱疼重，或腰痛挛脚重痹，宜急服此方。"父亲常用其治疗肾癌伴有气血不足或者肾癌早期以腰痛为主者，也用于肾癌骨转移。最虚之地便是留邪之处，正是因为肾虚日久，阳气亏虚，水的运化受到影响，元阳不足也更容易感受寒邪。

当水不运化，成为湿浊，不能变为津液濡润脏腑时，肾本身也失去濡润。

《素问》指出"肾主骨"，在内因肾虚基础上，一方面是水气不化、凝结成痰的因素，另一方面燥湿相混，肾失濡润，或有跌仆损伤，瘀血积聚，加之寒邪外袭，随经深入，诸因素相混，日久生变，寒凝血结，成积成块。而独活寄生汤补肝肾益气血，扶正与祛邪兼顾，祛邪不伤正，扶正不留邪，舍此其谁。

（王　欢）

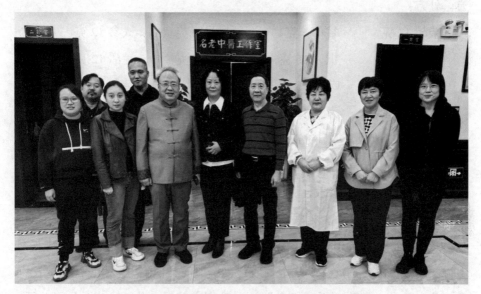

图6　王三虎教授与弟子们在西安市信守堂中医馆

2023年8月7日　星期日　晴

长期发热腹泻病　逆流挽舟思路强

今天在益群堂中医门诊部跟诊。师父在视频中看了一位外地男性患者，40岁，2022年12月第一次新冠"阳后"身体乏力不适，2023年5月"二阳"后，寒战发热腹泻已3个月，每天下午或晚上寒战发热40℃，腹泻，无汗，身不痛，不咳嗽，纳差，喝水少，乏力。见患者消瘦，面黄，神乏，舌红，苔黄厚腻，在当地西医诊断怀疑淋巴瘤。

师父分析：患者寒战、发热、腹泻，为外邪内热，宜葛根芩连汤，但患者病情复杂，怀疑淋巴瘤，还是要从表治，适宜用喻嘉言的逆流挽舟法，代表方剂是人参败毒散。

从张仲景《伤寒论》角度看，这就是太阳与阳明合病，应该是桂枝汤与葛根芩连汤合用加用麻黄。方剂用人参败毒散、葛根芩连汤、桂枝汤合方。处方：

柴胡 12 克	甘草 6 克	桔梗 12 克	人参 12 克
茯苓 15 克	枳壳 15 克	前胡 12 克	羌活 12 克
独活 12 克	葛根 15 克	黄连 6 克	黄芩 12 克
桂枝 12 克	赤芍 12 克	生姜 12 克	麻黄 6 克

10 剂，水煎服，每日 1 剂。

"逆流挽舟"一词出自喻嘉言的《寓意草》，其法用人参败毒散治疗痢疾，浓汤煎煮人参败毒散，服用以后，坐于温暖之处，忍住不大便约有两个小时，得为微汗出后，痢疾便可治愈。喻嘉言认为在泄泻痢疾初起兼表证时，乃外邪从表而陷里，故应使里之邪，还从表出而解，犹如逆流之中挽舟上行。用败毒散方治疗外邪陷里而成之痢疾泄泻，使陷里之邪，还从表出而愈，此种治法，称为"逆流挽舟"法。喻嘉言首倡，此法一出，别开生面，治痢新法门，颇受后世医家赞赏推崇。

此法实是张仲景开其先河，张子和继承于后，喻嘉言发扬光大。张仲景对于太阳与阳明合病自下利和桂枝汤证下后里热夹表热之下利，均采用解表法或解表清里相合的方法，选用升散药或以升散为主的药物治，使表邪发散，表解里自和。如葛根汤，治太阳与阳明合病，必自下利。方用葛根汤加桂枝汤，以解肌发汗，使表解里自和，因太阳与阳明合病，邪盛于外，影响于里，里证为表病引起，故治法仍侧重在表。又如葛根芩连汤，治桂枝汤证误下后，致伤胃肠，邪陷化热，表犹未解，而见利遂不止、喘而汗出、脉急促者，方用葛根为主解表，配黄芩、黄连清解里热，使表解则下利止。

喻嘉言认为夏秋暑湿热之下利，必从外而出之，即从汗先解其外，后调其内。治下利应升举少阳生发之气，使水谷化生精微，而无下利急迫之苦。因此，主张"逆流挽舟"，对水谷下利，挽之升举从表而解，此犹在逆水中挽舟而上，用人参败毒散，采用羌活、柴胡、前胡升阳达表；配桔梗、枳壳升降气机；再配人参以助正达邪。对于急慢性泻痢，只要是感受外邪发病者均有很好疗效。

今天跟师，师父讲解颇多，源远流长，怎奈自己笔力不足，只能写到此了，衷心感谢师父。

（雷　琰）

2023 年 8 月 9 日　星期三　晴

河南组团到西安　经方取效几年前

今天随师在西安颐康堂出诊，从河南医圣故里来就诊的一行六人。李氏亲姐妹，好像是达成了"默契"，几年前组团让师父看过不同的病，服药后同样效果显著，今天又组团来就诊，经历了疫情三年，时过境迁，两姐妹对几年前的处方念念不忘，手机中处方如灵丹妙药样收藏，对当年覆杯而愈的疗效佩服得五体投地，发自内心的感激之情溢于言表，而今出现新症状，排除了西医院的治疗建议，亲朋好友的诸多提醒，执意"千里来西京，寻师来看病"。

李女士，是妹妹，河南省濮阳市人。患肾病综合征 8 年（所有化验结果均为患者居住地河南省濮阳市人民医院生化检验报告单）。2019 年西安首次就诊时尿蛋白最高 3700mg/24h（患者口述）。2019 年 12 月 3 日处方：

柴胡 12 克	生黄芩 12 克	半夏 12 克	党参 12 克
大枣 30 克	炙甘草 6 克	泽泻 15 克	茯苓 15 克
猪苓 15 克	生白术 12 克	桂枝 12 克	黄芪 30 克
当归 12 克	泽兰 15 克	益母草 30 克	百合 50 克

麦冬 30 克　　　　天花粉 30 克　　　山药 15 克

4 次就诊，服此方（每次变化不大）上百剂，尿蛋白逐步下降，2021 年 7 月 19 日尿蛋白降到 80.04mg/24h，因下降到正常范围患者又无任何症状，后由疫情原因无法面诊，停药两年左右。

2023 年 4 月 18 日化验尿蛋白为 295.89mg/24h，又服用 3 年前处方几十剂。2023 年 6 月 26 日尿蛋白 566.1mg/24h（正常 28mg～141mg/24h）。刻诊：背痒三四年，位于背两侧，肩胛上下色素沉着，口渴夜甚，夜饮 4 杯水，想一直喝水，血糖正常，有骨质疏松、高血压 7 年，服硝苯地平控制在正常范围，眠差多梦，舌红苔薄，脉滑。处方：

生石膏 50 克　　　知母 15 克　　　山药 30 克　　　人参 10 克

甘草 10 克　　　　黄芪 30 克　　　苍术 10 克　　　玄参 15 克

黄连 10 克　　　　生地黄 30 克

7 剂。

叮嘱先用今日方药，必要时可续服 3 年前处方中药。

按：此例患者为肾病综合征，西医认为是由多种原因造成的。中医则认为该病多属于水、血、毒、瘀互阻，血瘀于内，则水道不利，致水泛周身，而水湿内停，气、血、水、湿凝聚致使毒浊积蓄体内不得排除，治当利水解毒，而师父当年用的柴苓汤可疏利三焦，化气行水，黄芪补气利水，益母草、泽兰既活血又利水，百合、麦冬、天花粉、山药健脾滋阴利水，此用药又滋阴又利水，也是师父对疑难病燥湿相混病机的用药体现。诸药合用气血和畅，水湿得利，毒浊排除，故疗效显著。患者年 3 前庆幸未经肾穿、未用激素及血透治疗而服中药获此佳效，指标持续下降到正常，也是意料之中的惊喜。

而今天因为间断停药，肾病综合征指标过高就诊，有效守方，续用 3 年前处方。又根据新症状，处予新处方。患者典型症状"渴"，师父以白虎加人参汤加减。分析如下，在方剂学中，白虎汤证为"大热、大渴、汗大出、脉洪大"。然《伤寒论》与《金匮要略》五条条文中白虎加人参汤才对治此四大症，第26条"大烦渴不解"；第168条"大渴，舌上干燥而烦，欲饮水数升者；第169条"口燥渴"；第170条"渴欲饮水无表证者"；第222条"若渴欲饮水，口干舌燥者"。

患者口渴夜甚，每晚喝四大杯水，没有比这更符合的条文症状，故用白虎加人参汤。方中山药是学习张锡纯以代替粳米。黄芪、苍术、玄参、山药是降糖对药，而患者无糖尿病，但同黄连、生地黄一起燥湿滋阴，符合原发病与刻下症燥湿相混的病机用药。况且公众号在2023年8月2日，发表师父用此汤治疗"背痒"的文章，而恰巧此患者背痒三四年了，这正好是"故技重施"。

李女士，是姐姐，70岁，河南省郑州市中牟县人。2023年8月9日就诊于西安颐康堂。

2023年7月18日郑州市中牟县中医院B超提示：右侧乳腺低回声（BI-RADS：6类），左侧乳腺低回声（BI-RADS：4b类）2个月，右乳头渗血，右乳外上肉眼肿块，面赤，近几天头痛，稍怕冷，关节疼，不爱出汗，晨起爱出虚汗，需外出活动缓解，食欲可，舌红苔薄，脉滑。处方：

土贝母 20 克	浙贝母 15 克	栝楼 30 克	王不留行 30 克
青皮 10 克	连翘 15 克	路路通 20 克	蒲公英 30 克
夏枯草 30 克	漏芦 10 克	甘草 10 克	青黛 6 克
海蛤粉 50 克	升麻 30 克	鳖甲 20 克	生石膏 50 克
麻黄 10 克	桂枝 10 克	羌活 15 克	独活 15 克
防风 10 克			

患者乳腺癌，师父用二贝母汤为主方加减，面赤用升麻鳖甲汤，乳头渗血用黛蛤散，用石膏清热也是因传统中医认为乳头属肝、乳房属胃的认识，点睛之笔是患者稍怕冷，关节疼，用麻黄、桂枝、羌活、独活、防风疏风解表，也是因为师父认为乳腺肿瘤多从肝气郁结、痰气凝结下手。

而近年随着对风为百病之长认识的深刻，乳腺肿瘤也是风邪由表入里过程中，尚未入里，进入到阳明经，皮肤肌肉层次，由风变毒的演变。所以在疏肝理气、化痰散结基础上辨证加以解表药，效果更加显著，这已得到更多临床医案证实。这也是师父"风邪入里成瘤说"的临床验证。

患者虽然已近古稀，但大大咧咧，声如洪钟，神采飞扬，又叙起一年前师父网诊时往事。2022年11月21日网诊，患者曾发热一个月不退，晨起体温37.8℃，是一天发热最低的时候，其余时间一直发热，患者感觉是打疫苗加强针而引起，记忆中是气管炎，疫情期间无法就医，求诊师父于网诊，十来剂而退热。处方：

石膏 30 克	知母 12 克	杏仁 12 克	麻黄 10 克
射干 12 克	细辛 3 克	紫菀 15 克	款冬花 15 克
生五味子 9 克	柴胡 15 克	黄芩 12 克	茯苓 15 克
白芍 15 克	桔梗 12 克	前胡 12 克	白前 12 克
百部 12 克	芦根 30 克		

因缺乏脉症资料，以药测证，病机应为三阳合病，邪热较甚。太阳、阳明、少阳经的病症不分先后，同时出现，故以柴胡汤、白虎汤、麻黄类方合方而治，方证相对，效如桴鼓。

就这样，河南亲姐妹始料不及的交集中充满着有预谋的机缘巧合，忙碌的半天过去了，初诊患者23个，复诊患者13个，大效者5人，当然师父整个诊治过程行云流水，处方经验老道，辨证论治整体观念环环相扣，每个病例都值得深思，挖掘，总结，整理，学习。学生尚需努力，学问遥可触及。

（杨保社）

2023年8月22日　星期二　晴

风寒直入骨髓瘤　多种方法去忧愁

今天继续跟诊，精彩纷呈，慕名求医者多多，8点开诊后第一个求诊者是广东医界精英蔡氏兄弟，是师父老患者，他们对师父异常敬佩，也是大医院医生，今天一家人面诊，加上线上诊疗合在一起，师父看了五人，几个人都说湿气重。在日本经方界影响很大的师兄马骥博士到来之后，师父兴奋起来，和马骥博士聊了日本经方界的一些趣闻，同时谈到明年请樊代明院士和师父去日本宣传经方事项，后来师父给我们众弟子签名送书，师徒们其乐融融。

在今天众多肿瘤患者中，有一个多发性骨髓瘤患者，引发了师父对《伤寒论》第十一条的感慨，原文："病人身大热，反欲得衣者，热在皮肤，寒在骨髓也；身大寒，反不欲近衣者，寒在皮肤，热在骨髓也。"这一条古今许多注家见解不一，仁者见仁，智者见智，不能说谁对谁错，关键是谁的见解对临床有正确指导作用。

师父认为：张仲景在第11条提出寒在骨髓，第12条就开始讲桂枝汤，那就是前10条都是伤寒总论，讲到最后的意思是我这六经辨证没问题，但六经辨证不包括所有疾病。可以看这些例外情形，如风寒也有直入骨髓情形、伤寒直入骨髓这种情况，仲景觉得就不多讲了，他阅历和精力有限。

到现在为止，许多伤寒专家认为这种情况条文是讲的真寒假热、真热假寒两种类型，但师父通过一字一句抠字眼，结合长期临床实践，提出疑问：条文第十一条难道不可以理解为表寒内热、表热内寒吗？难道不可以骨髓有热、表有寒或表有热、骨髓有寒两种情况吗？这一问，石破天惊，只有对伤寒真正学验俱丰，有相当理论及实践经验的专家才会提出这种与临床相符的真知灼见、独树一帜的观点！

那么骨髓病怎么来的呢？师父认为多半是从少阳直入。那根据是什么？经穴中髓会是悬钟，风寒直入髓会直达骨髓，久而成病，而悬钟穴位恰恰就是在少阳经上。第二种情况，病邪多半是从咽喉的扁桃体传入，就是扁桃体炎老发炎，老是好不了。像这个患者，自诉慢性扁桃体炎四十余年，便是一例证。因为身体长期炎症，就是门户大开，风寒病邪从咽喉直入，发而为病。

那么如何治疗骨髓瘤呢？病少阳就以小柴胡汤为主，五诊下来基本上就是以小柴胡汤为治疗的思路。第一，如骨髓热毒明显，以凉血解毒的犀角地黄汤为主。如以虚损为主，则以补精益髓的地黄饮子为主。第二，如果骨髓瘤影响到了骨髓关节，那就以独活寄生汤为主治疗。今天这个骨髓瘤患者的治疗就明显体现师父以上治疗思路。

刘某，男，76 岁，多发性骨髓瘤 10 个月。化疗后今天第六诊，手脚麻木好转，手渐软，脚麻刺痛，失眠，纳呆，舌暗红有瘀斑，苔薄白，脉滑。

中医辨证：胃瘤，脾胃虚弱证。

处方：

豨莶草 30 克	老鹳草 30 克	黄连 10 克	黄芩 15 克
干姜 15 克	姜半夏 15 克	人参 15 克	大枣 30 克
黄芪 30 克	茯苓 30 克	醋龟甲 30 克	酸枣仁 10 克
山楂 15 克	鸡内金 15 克	枳实 10 克	厚朴 10 克
桂枝 15 克	川木通 10 克	葶苈子 30 克	牛膝 30 克
石膏 15 克	肉桂 5 克	独活 15 克	桑寄生 30 克
红花 15 克	土鳖虫 10 克		

14 剂，水煎服。

纵观上方，下肢麻木风湿痹痛用独活寄生汤加减，胃瘤用半夏泻心汤，脾胃虚弱用黄芪、人参、大枣、茯苓。红花、土鳖虫治下部瘀血麻木刺痛，豨莶草治疗脚肿如脱。

今天师父还讲了上部或头部瘀血如善忘、如狂用抵当汤、丸，用水蛭，下部瘀血如腹部瘀血、下肢瘀血而麻痛用下瘀血汤，用土鳖虫等，体现了因部位选药，也是这个患者选用土鳖虫的重要原因。

师父少年学经方，青年用经方，中年发扬经方，老年宣扬经方，"古人学问无余力，少壮功夫老始成"，师父厚积薄发，主张熟背经典，经典如数家珍，信手拈来。临床应用，有如神助，对《神农本草经》用药特点的认识更是非一般人所能窥见，师父甚至研究《易经》《诗经》《圣经》的用药方法了，莫非真是"思之，思之，鬼神通之乎？"余不敏，请事斯语。

（蔡振泉）

2023 年 8 月 23 日　星期三　晴

风从四肢九窍入　临床又添新证据

本周日，在深圳王三虎学术思想研究室成立大会上，师父就会议主旨演讲《痉病、湿病合病与神经运动淋巴系统疑难病》。没想到周一我赶到深圳市宝安区中医院王三虎流派工作室时，看见师父已看了好几个患者，几位师兄正跟在师父周围跟诊，师父把我们相互介绍一下，特别提到孙师兄，孙师兄比师父长 4 岁，退休多年，尚且好学不倦，从广州到深圳跟诊，而且特别认真，拿一个小本记录看诊过程，我们都很佩服。孔氏门徒三千，贤者七十二人，未来虎门兴旺指日可待矣！

不久，来的一个患者证实了师父昨日在会上讲的痉病、湿病合病与神经运动淋巴系统疑难病关系的无比正确性。这个患者，西医诊断为颈部淋巴结增大，通过问诊，得知该患者手脚麻、舌麻，风吹皮肤如蚁行，手指晨僵，唇干，喜饮水，面部僵硬不自然，齿𩌍，眵多目糊，耳鸣，喷嚏时作。舌暗红，苔薄白，脉滑。师父中医辨病辨证诊断：痉病，风邪上扰证。

大家看看，这个患者的淋巴结增大不就正是"风从四肢九窍入"吗？不正是风生水起，如果师父不善于"捕风捉影"，如何知道淋巴结增大与风的关系，如果不"熟读伤寒、无与众谋"，怎么知道淋巴结增大与"痉病"的关系呢？什么是"勤求古训，博采众方"和"精究方术"精神呢？我认为师父正是《伤寒杂病论》序言的真正的践行者，是张仲景先圣真正的传人呀！

根据痉病理论，师父开出了如下处方：

葛根 30 克　　　天花粉 30 克　　麻黄 10 克　　　桂枝 10 克

白芍 10 克　　　甘草 10 克　　　防风 10 克　　　石膏（先煎）50 克

薏苡仁 30 克　　夏枯草 30 克　　浙贝母 15 克　　菊花 15 克

14 剂。

理法方药一贯，方中有药，药中有方，结合针刺和拔罐，针药结合，疗效自然，效如桴鼓，音声相和。

诊间师父还讲一件趣事，在中医在线"王三虎经方医案医话私塾班"线上课中，有学生反映老师陕西方言过重，普通话不标准，听不太懂，要求师父普通话说标准些，这个有些为难师父，师父说"我又不是小学老师，也不是播音员，听我讲课还要求这么多干什么呢？"哈哈！别人如何？我不知道，但我觉得师父带陕西方言的声音韵味十足，听师父讲课好像在听秦腔歌曲，很舒服，在众弟子听来，听师父讲课就仿佛是天籁之音。道德经云："上士闻道，勤而行之；中士闻道，若存若亡；下士闻道，大笑之。不笑，不足以为道。"希望大家争取做个上士，不要去做下士！

（蔡振泉）

2023 年 8 月 24 日　星期日　阴
痉病湿病疑难病　临床又有新佐证

前几天，我与师门众多弟子参加了王三虎学术思想研究室在深圳市成立大会。师父就会议主旨演讲《痉病、湿病合病与神经运动淋巴系统疑难症》。周四上午的肿瘤科病房查房中，师父对查房病例的病因、病机、辨病、理法方药、经方的运用及痉病，湿病合病与神经运动淋巴系统疑难病与相关的病例治疗进行了精辟讲解，不但我理解得更深了，也使参与查房的医生、同门师兄妹、规培生人员对经方灵活运用产生了眼前一亮的感觉，找到了学习经方的目标与方向。下午的肿瘤科门诊早就有 4 位规培生在那里恭候王三虎教授的到来，要求下午跟诊学习。

快到下班时一位女士带着儿子进入诊室，说在"王三虎"公众号上看到《运动神经疑难病，就学仲景治未病》的病案后，专程从外地慕名而来为儿子看病，西医给她们的意见是 " 有看法，而没办法 "（即有诊断，没办法治）。

代诉：左枕部神经纤维瘤伴黏液样变 4 月余。其母诉患儿头颅左枕部外伤（乘过山车）后血肿 8 年，今年 3 月左枕部又再次受到棍棒和石头击打，5 个月前查出左枕部颅骨后天性缺损。

刻诊：患儿 14 岁 5 个月，身高体形无异常，好动。可见左枕部肿块隆起 8cm，头皮波动，患处外敷中药结痂，后脑疼痛，背部伤后疼痛，服中药后欲呕。躯干有大小不一的色素斑 0.5cm ～ 9cm，皮肤痒，四肢指趾端略粗，不出汗，无抽筋，食欲可，睡眠服药后好转，大小便正常，辍学半年。舌淡红，苔薄白，脉滑。

辨病：痉病、湿病、痰病。

辨证：风邪入里，痰湿停滞，津液不足，脑失所养。

用方：葛根汤、栝楼桂枝汤、麻杏苡甘汤、定志丸、泽泻汤加减。

处方：

天花粉 30 克	桂枝 15 克	白芍 15 克	大枣 30 克
炙甘草 10 克	麻黄 10 克	葛根 30 克	苦杏仁 15 克
薏苡仁 30 克	人参 15 克	茯苓 30 克	石菖蒲 20 克
制远志 10 克	泽泻 30 克	白术 10 克	醋龟甲（先煎）30 克
骨碎补 30 克			

10 剂，每天 1 剂，分两次煎服。

师父指出，这又是痉病、湿病与神经系统疑难病相关的佐证。有是病，用是方。栝楼桂枝汤，滋养津液，解肌祛邪，以舒缓筋脉治柔痉。葛根汤开泄腠理，发汗祛邪治刚痉。麻杏苡甘汤是湿病的主方，祛风湿散表邪。

泽泻汤是痰饮病的主方，化痰饮，升清阳，降浊阴。定志丸安神定志、化痰开窍，祛风除湿、通痹止痛，引导药物入脑。醋龟甲、骨碎补滋阴补肾、健骨安神定志。合病合方，辨病用方，针对病位选方，面面俱到，重经方不轻时方，真良师大家也。

（孙俊杰）

2023 年 9 月 4 日　星期一　晴

由病例引发思考　从条文感悟真谛

在师父庞大的患者群中，很多患者是因疗效显著，所以家属朋友间相互告知，组团前来求诊。今天在天颐堂跟诊，从富县来的一行人中的任女士，提到她的食管占位，服用师父 80 剂纯中药后消失，引起了我的兴趣。

任女士，67 岁。自述："我是 2020 年 12 月底开始，胃不舒服，特别难过，去延安大学附属医院造影查出反流性食管炎，慢性胃炎，胃下垂。刚过了年（2021 年），正月还没过完，我感觉头晕，又去医院检查。结果查出来慢性萎缩性胃炎，胃糜烂，食管上长出一疙瘩。后来，通过亲戚给我介绍了王教授，我从 4 月开始吃药，吃到入伏的 6 月，前后总共服用了 80 剂后，又过了 1 年（2022 年），到了 2022 年 2 月左右，我感觉自己的胃好多了，想再去复查。没想到，这一查大夫说病好了，疙瘩没了，胃糜烂也好咧。"

病历抄录：2021 年 4 月 7 日：口酸，胃不适，寒热均非所宜七八年，2021 年 3 月 13 日慢性萎缩性胃炎（底体窦部伴底部糜烂）食管上段 1.0cm×0.5cm×0.4cm 占位，面黄，便干，舌红苔薄黏，口苦，脉弦，腰痛，心电图 T 波改变，有肝肾囊肿，肝血管瘤，脸麻。处方越婢汤、半夏泻心汤，30 剂。

2021 年 5 月 13 日：效。舌脉同上。上方加半夏 15 克，30 剂。

2021 年 6 月 10 日：口苦口酸，易腹泻，舌红苔厚腻，脉滑。上方 20 剂。

2023 年 9 月 4 日：复查仍有萎缩性胃炎，余消。左颧麻，左腿脚麻 2 个月，左耳不适，左鼻无涕，舌淡红苔薄，脉沉。予独活寄生汤、葶苈大枣汤，30 剂。

值得提醒的是，任女士1cm的食管占位，当时多家医院都要求手术切除，而实际仅服用80剂纯中药就烟消云散。这正是师父在大量临床经验的基础上，对食管疾病辨病用方的真知灼见和超强思维的体现。

临床中，师父用小青龙汤治疗食管癌显效的例子也很多。《伤寒论》第40条："伤寒表不解，心下有水气，干呕发热而咳，或渴，或利，或噎，或小便不利，少腹满，或喘者，小青龙汤主之。"初读《伤寒论》，我对于噎的理解是懵懵懂懂，总觉心中不透亮。直到背诵到《金匮要略》"妇人吐涎沫，医反下之，心下即痞。当先治其吐涎沫，小青龙汤主之；涎沫止，乃治痞，泻心汤主之"时联想到师父讲的风邪入里成瘤说，恍然大悟。噎，即是邪气即将传里在食管处影响津液积聚的表现。

那么师父说的寒热胶结呢？结合《伤寒论》第149条："伤寒五六日，呕而发热者，柴胡汤证具，而以他药下之，柴胡证仍在者，复与柴胡汤，此虽已下之，不为逆，必蒸蒸而振，却发热汗出而解，若心下满而硬痛者，此为结胸也，大陷胸汤主之。但满而不痛者，此为痞，柴胡不中与之，宜半夏泻心汤。"我粗浅的理解是先圣在讲邪气由表逐渐入里的或然证。外邪入里到阴（太阴）则寒多，到阳（阳明）则热多，所以成肿瘤者，寒热胶结是也。以前背诵《伤寒论》时总想不通半夏泻心汤为什么放在太阳篇。经此一想，现在回头再看，来龙去脉，层次分明，心头豁然。

此次还有随同任女士前来的师女士，46岁，2020年6月查出甲状腺结节6.1mm×3.9mm，于2021年3月找到师父求诊，前后服药共计60剂。2022年2月再次去复查甲状腺结节消失。

以上两例医案，遗憾的是电脑更新，未能找到师父开的原方。治疗甲状腺结节，师父常用小柴胡汤加味和解少阳，调理三焦，疏通经络。这位师女士的甲状腺结节通过服药60剂消失，我想也绝非偶然。作为医者我想最快乐的事莫过于得到患者认可。患者的口口相传塑造了医者的美誉，铸就"金石之声"。身为师父的秘传弟子，得到明师指引实乃幸事！

（柴方珍）

2023 年 9 月 22 日　星期五　晴

外邪入里四途径　无限风光在山中

扁鹊见蔡桓公的故事大家耳熟能详，初见桓公病在表可治，再见入腠理肌肉仍可治，再见深入骨髓病入膏肓，已知无可救药便拔腿而逃。虽是传说，但已说明了在春秋战国时期中医对疾病传变过程的基本认识。也可能是近日恩师王三虎教授拜谒郑州扁鹊庙的原因，在通过大量观察和临床实证逐步印证的基础上，今日当着我和武汉李争妍、广州孙俊杰、福建郑婷婷、香港潘宝珉等学生的面全新提出了"外邪入里四途径"学说。

第一个途径：六经传变，提到外邪入侵，我们几乎都知道似乎也只知道六经传变，太阳，阳明，少阳，少阴，太阴，厥阴。这就是《金匮要略·脏腑经络先后病脉证第一》"千般疢难，不越三条：一者经络受邪，入脏腑，为内所因也"，以至有"六经钤百病"之说。但我们看看，占半壁江山的《金匮要略》有 40 多个疾病并没有用六经辨证。过犹不及！

第二个途径：表里传变。张仲景《伤寒论》极尽六经辨证之能事，但在总论部分的第十一条留了一个线头："病人身大热，反欲得衣者，热在皮肤，寒在骨髓也；身大寒，反不欲近衣者，寒在皮肤，热在骨髓也。"实际上言外之意是六经不能代替和统揽疾病的传变途径，如从皮表到血肉到经脉到骨髓的层次，由浅入深，乃至骨髓。这就是《金匮要略·脏腑经络先后病脉证第一》"二者，四肢九窍，血脉相传，壅塞不通，为外皮肤所中也"的四肢（包括躯干）部分。

正如《素问·阴阳应象大论》云："故邪风之至，疾如风雨，故善治者治皮毛，其次治肌肤，其次治筋脉，其次治六腑，其次治五脏。治五脏者，半死半生也。"而张仲景在《金匮要略》讲的第一个是痉病、第二个是湿病，是外邪在四肢肌肉筋脉，第四个病是百合病，则邪入血脉，所谓"百脉一宗，悉致其病也"。第六个病阴阳毒病就是邪入骨髓了。

第三个途径：由上到下的传变。指外邪由口鼻而入，逐步从上到下发展。这就是《金匮要略·脏腑经络先后病脉证第一》"二者，四肢九窍，血脉相传，壅塞不通，为外皮肤所中也"的九窍中的上窍部分。以风为长的外邪从眼耳口鼻侵犯人体，由上到下逐步引起咽喉不利、甲状腺结节、食管炎、食管癌、肺部结节、肺癌，再到胃炎、胃癌、肠癌等疾病，见于麻黄升麻汤证、栀子豉汤证、半夏泻心汤证、乌梅丸证。《伤寒论·辨太阳病脉证并治》："伤寒表不解，心下有水气，干呕发热而咳，或渴或利，或噎，或小便不利，少腹满，或喘者，小青龙汤主之。"同时《金匮要略》的第五个病狐惑病也是邪从九窍而入的直接表现。

第四个途径：外邪由下到上。大肠癌，中医称肠风脏毒良有以也。肝转移、肺转移、脑转移就是风邪弥漫上窜不羁的表现。宫颈癌、子宫癌的肺转移、脑转移与《金匮要略·妇人杂病脉证并治第二十二》"妇人之病，因虚、积冷、结气，为诸经水断绝，至有历年，血寒积结胞门，寒伤经络，凝坚在上，呕吐涎唾，久成肺痈"和"奄忽眩冒，状如厥癫，或有忧惨，悲伤多嗔"极为相似。

多年来师父扎根临床、专研肿瘤、自成一家，先后提出风邪入里成瘤说、寒热胶结致癌论、燥湿相混致癌论等理论，近期再次提高对痉病、湿病的重视，如今又梳理出外邪入里四途径。必将为我们今后临床遇到疑难病抽丝剥茧、拓宽思路树立了榜样。下面今天的病例，就是对外邪致病的最新证据。

黄先生，37 岁。深圳市宝安区中医院初诊。主诉：右甲状腺结节两年（23mm×16mm），增大一年（29mm×20mm）。肺结节 3mm。现症见：自觉右颈下肿块。近一两个月呃逆不畅，遇热好转，鼻塞嗅觉减退，偶喷嚏流涕，偶有脚肿痛。既往史：尿酸高，过敏性鼻炎 10 年。舌暗红苔薄白，脉弦滑。

辨病：瘿瘤。

辨证：风寒袭表。

治则：散寒解表。

方选：小青龙汤，小柴胡汤。

处方：

麻黄 5 克	桂枝 10 克	干姜 10 克	细辛 5 克
醋五味子 5 克	白芍 10 克	姜半夏 10 克	甘草 10 克
浙贝母 15 克	土贝母 15 克	夏枯草 30 克	连翘 30 克
浮石 30 克	白英 30 克	土茯苓 30 克	

共 3 剂，日 1 剂，水煎两次分服。

按语：一叶知秋，这种散邪解表治疗多种部位结节的思路远比只盯住结节本身治疗的理法要高明得多，也是"外邪入里四途径"学说的具体体现。

（张　晓）

2023 年 10 月 1 日　星期日　小雨

半年多在住院中　下瘀血汤显奇功

清晨，我怀揣着愉悦的心情，收拾好东西，乘上地铁一路飞奔到益群堂国医馆。进入诊室，刚一坐下，还没放下东西，耳边突然传来洪亮的声音："王大夫呀，你真是名医！"循着声音，我抬头望去，只见夫妻两人喜滋滋地迎面而来。男人左手捧着一卷一米见宽，飘着黄流苏的正黄色锦旗，右手搀扶着女人边走边喊着在师父面前坐下。

师父用二声上扬的"哦"回应着男人的话头。男人又道，"王大夫真是神医啊，我媳妇喝了你第一剂药，当天下午就不发热了。"一听这话，我赶紧回过神来，探出脑袋仔细倾听患者讲话，唯恐自己落下什么重要信息。患者自诉道："我当天喝完药就觉得腿舒服多了，热也退了。到第三天腿也明显消肿许多，一直到今天都再也没有发热。现在只有大腿处有手掌般大的地方发热。"

听到这里我急忙问她是得了什么病，患者身旁的爱人悠悠说道："脓毒症，感染性休克。都住了十八次医院了，这半年多来差不多一个月就要住两次医院。"听着患者话语中满满的辛酸、不易感。不由令人唏嘘感慨。住院十八次啊，这让患者的家庭和精神得承受多大的压力。

这时我默默起身站在师父身后，视线穿过师父肩头看到病历记录：苏女士，女，61岁。陕西咸阳人。2023年9月3日病历：发热7个月。2023年7月17日～7月28日在西京医院住院，诊断"脓毒症，脓毒休克，双下肢黏液性水肿并神经性皮炎"。刻诊：双下肢发热皮色紫，大便干。予下瘀血汤加味：

烫水蛭 12 克　　土鳖虫 12 克　　生大黄 10 克　　炒桃仁 20 克
生栀子 12 克　　牡丹皮 30 克　　生地黄 50 克　　赤芍 30 克
生石膏 30 克　　知母 20 克

25 剂。

今日述：服药当天腿舒，热退，至今未发，仅3天消肿明显，20天仅大腿处有手掌大发热，大便利，舌暗苔白，脉沉。处方：上方加黄芪20克。26剂。

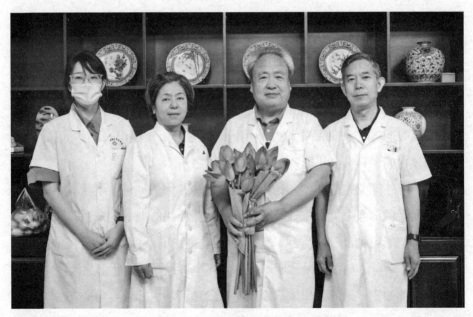

图 7　众弟子随王三虎教授出诊

下瘀血汤出自《金匮要略·妇人产后病脉证并治第二十一》"此为腹中有干血着脐下,宜下瘀血汤主之,亦主经水不利",主要功效:活血祛瘀,通络破积。观师父方中添加水蛭,想是取抵当汤意,方中加牡丹皮、生地黄、赤芍,该是取犀角地黄汤凉散之意。最妙的是方中知母,这是师父传授的知识点。在此方中既有白虎汤的退热作用,又有消肿下水的妙用。这一点可没有一位老师讲过。《神农本草经》:"知母,味苦、寒。主消渴热中,除邪气,肢体浮肿,下水,补不足,益气。"《本经疏证》:"知母能益阴清热止渴,人所共知,其能下水,则以古人用者甚罕,后学多不明其故。"

师父常说"方有配伍之妙,药有独选之能。"观这例病案,用药并不多,患者服一剂知,三剂消肿明显。可谓是立竿见影,妙手回春。师父的诊治温暖了为了求医而四处碰壁的患者身心,减少了他们面对疾病时的苦楚,更给他们在对抗疾病的路上带来了痊愈的曙光。

(柴方珍)

2023年10月4日 星期三 晴

读书切戒在慌忙 涵泳工夫兴味长

师父常讲"读书宁涩勿滑,临证宁拙勿巧"。阅读经典应如品茶,字斟句酌,反复咀嚼,细细品味,方能领悟"微言"所传递出来的"大义",所谓"书读百遍,其义自见"。

周三上午师父本应在西安市中医医院出诊,因假期停诊半天。下午一出诊,师父侃侃而谈今天上午他读尤在泾《金匮要略心典》的感悟,真是"学思结合","学习结合",更强调"学行结合"。在历代注解医圣著作中,尤在泾以"精"著称,柯韵伯以"明"著称。这也许是吾师读此书之因。

我们都知道"风邪入里成瘤说"是师父病因学说的重要组成部分,那么风邪入里是什么脉象呢?《金匮要略·血痹虚劳病脉证并治第六》说"人年五六十，其病脉大者，痹侠背行，若肠鸣、马刀、侠瘿者，皆为劳得之"。尤在泾云："人年五六十，精气衰矣，而病脉反大者，是其人当有风气也。"明确指出脉大为风邪入里了。

厚朴麻黄汤吾师常用来治疗肺结节，师父对本方用厚朴打头，我当初也久思不得其解，但将王好古说"主肺气满，膨而咳喘"和朱丹溪说"专泻凝滞之气"结合起来，再结合达原饮用厚朴开解痰毒凝结，半夏厚朴汤用厚朴化痰凝咽喉，就可理解肺痿初期用厚朴的寓意了。

当看到尤在泾对于厚朴麻黄汤的解释后，我顿悟风邪入里成瘤说与古人不谋而合。尤在泾云："厚朴麻黄汤与小青龙加石膏汤大同，则散邪蠲饮之力居多。而厚朴辛温，亦能助表，小麦甘平，则同五味敛安正气者也……仲景之意，盖以咳皆肺邪，而脉浮者气多居表，故驱之使从外出为易。"

对于肺痿肺痈治疗方剂的应用层次，《金匮要略·肺痿肺痈咳嗽上气病脉证治第七》以及附方，尤在泾总结到："肺痈诸方，其于治效，各有专长，如葶苈大枣用治痈之始萌而未成者，所谓乘其未集而击之也（未成脓）；其苇茎汤，则因其乱而逐之者耳（成脓）；桔梗汤剿抚兼行，而意在于抚，洵为王者之师（平和）；桔梗白散，则捣坚之锐师也（严重），比而观之，审而行之，庶几各当而无误矣。"此论对于疾病发展过程不同阶段的不同用方有很好的指导意义。

对于"肺胀，咳而上气，烦躁而喘，脉浮者，心下有水，小青龙加石膏汤主之"和附方《外台》炙甘草汤、《千金》甘草汤、《千金》生姜甘草汤、《千金》桂枝去芍药加皂荚汤、《外台》桔梗白散、《千金》苇茎汤，尤在泾说："以上诸方，俱用辛甘温药，以肺既枯痿，非湿剂可滋者，必生气行气以致其津，盖津生于气，气至则津亦至也，又方下俱云，吐涎沫多不止，则非无津液也，乃有津液而不能收摄分布也，故非辛甘温药不可，加皂荚者，兼有浊痰也。"

当看到此注解后，师父拍案叫绝，顿悟为什么这么多的《千金》《外台》

方附在后面。联想到曾诊过的一鼻咽癌患者，化疗后，口干厉害，流清鼻涕，当时用了麻黄，还是小青龙汤的思路，当看到尤在泾此注解，思考到当面对肺痿时，针对病机，并不是用简单的润药就能治疗，此时加用桂枝、生姜为"通"阳化气之法，气通了，津液才通。用偏于温阳的药物来化气，而不能称之为温阳通气，相反相成，通因通用，此才是中医的奥妙之处。就好比白头翁汤，热痢只用寒药也不行，此时用白头翁这味热药可以诱敌深入、直捣巢穴。不起眼的一句注解，引起了读者的共鸣，并上升到指导临床治疗大法的高度。

师父边讲边在纸上写下"邪气蕴蓄不解"六个字，对其寓意感触颇深，此出自尤在泾《金匮要略心典·百合狐惑阴阳毒病脉证治第三》："毒，邪气蕴结不解之谓。"何谓毒？查《说文解字》："毒，厚也。害人之草，往往而生。从中从毒。"引申意为聚集、偏盛，即邪气的聚集、偏亢可成毒邪，危害人体。《素问·五常政大论》王冰注："夫毒者，皆五行标盛暴烈之气所为也。"上述即论风、寒、暑、湿、燥、火，抑或瘀血、痰浊等邪蕴结难解或致病暴烈者皆可谓之"毒"。

毒邪浸淫人体，造成诸多危害，导致脏腑、经络、营卫、气血之间关系失常，引起人体阴阳失衡，诸病蜂起，毒邪致病具有暴烈、迁延、复杂多变、内伤脏腑等特点。毒是由邪气偏盛急剧或蕴积日久变化而成。现代国医大师李佃贵的浊毒论，是否也参考了尤氏之说，未可知也！想不到尤在泾，在几百年前就提出了这样病机鲜明的词汇。

怎样理解"和法"呢？尤在泾在小建中汤条下云："此和阴阳调营卫之法也……惟以甘酸辛药，和合成剂，调之使和，则阳就于阴，而寒以温，阴就于阳，而热以和，医之所以贵识其大要也，岂徒云寒可治热，热可治寒而已哉。"以"大要"之称呼让人快感大增，畅快淋漓，拍案叫绝，我顿悟到师父提出的寒热胶结、燥湿相混的病机，指出了临床病情复杂性，哪里有单纯的寒可治热、热可治寒呢？就能解决问题呢？

在读《金匮要略心典》时，师父对于几个方剂煎法、服法，带着问题与思考看书，也体悟较深。如：治疗胸痹的栝楼薤白白酒汤用白酒七升，栝楼薤白半夏汤用白酒一斗，因为后者"心痛彻背"症状严重，所以用一斗白酒，两方用酒行药势。而枳实薤白桂枝汤治疗"胁下逆抢心"，逆气上冲，桂枝降逆气，所以不用酒上行药势了。

　　服药频次，"在上者频而少，在下者顿而多"，病在上者，一点点喝，有助于邪气解散。思考到几个方子日三夜一服，如：茯苓杏仁甘草汤，"上三味，以水一斗，煮取五升，温服一升，日三服（不差，更服）"；再如麦门冬汤治疗火逆上气，咽喉不利，"上六味，以水一斗二升，煮取六升，温服一升，日三夜一服"，剩二升还可频饮；再如半夏厚朴汤治疗妇人咽中如有炙脔，"上五味，以水七升，煮取四升，分温四服，日三夜一服"。"在下者顿而多"如下瘀血汤"上三味，末之，炼蜜和为四丸，以酒一升，煎一丸，取八合，顿服之，新血下如豚肝"；在"中焦"，如橘枳姜汤，上三味，以水五升，煮取二升，分温再服。属常规服法。

　　师父深情地说，你们跟诊，我们是共同成长，我教的是思路方法，理论的来龙去脉和治学方法。师父对经典的熟稔于心，大量的临床实践，勤于思考，才练就了这一双慧眼，读书读到与古人对话的会心自乐的唯妙层次，这才是最好的状态啊！

（杨保社）

2023 年 10 月 7 日　星期六　晴

初跟师父开眼界　晚期肠癌如常人

深秋的西安，城墙内外的桂花香气，沁人心脾。今天是我注定难忘的一天，也是我从山东来西安跟师临证的第五天。杜万全堂中医院，上午八点不到，28 位患者已在门口默默等待多时，24 个复诊单中隐约有一个胃癌保守治疗的老年患者病历，我顿时心生好奇，在师父的一次次与病患的欢声笑语后，她微笑地走了进来，没错，就是这个患者，李某，一位慈祥的老奶奶，面色红润，迈着矫健的步伐，今年73岁，在2022年12月3日找到了师父，在2022年底查出了结肠癌胃周转移，因年长，西医与患者沟通，不再给予放化疗及手术治疗。

2022年12月3日初诊。主诉：胃脘胀痛1年，结肠癌胃周转移，大便难，多则10天。刻诊：舌苔薄，脉滑。

2022年11月29日西安影和医学影像诊断中心，PET/CT、MRI诊断报告：①乙状结肠癌伴瘤周肠系膜内淋巴结转移；脾胃间隙软组织结节，考虑系转移灶；左肺上叶前段小结节，有转移可能；余两肺散在微小结节，建议随诊观察。②直肠葡萄糖代谢增高，同机CT未见异常，请结合肠镜检查。③两肺散在纤维索条；纵隔（4R）、双侧肺门（10）及双肺内（11）淋巴结炎性增生。④双侧额顶叶腔梗灶；左顶部蛛网膜囊肿；右乳钙化灶；胆囊术后缺如；双肾囊肿；左侧肾上腺腺瘤；脾血管瘤；脊柱退行性变。师父用半夏泻心汤、薏苡附子败酱散、大黄牡丹汤、小承气汤加味，处方：

黄连12克	生黄芩12克	姜半夏15克	人参12克
干姜12克	薏苡仁30克	败酱草30克	大黄12克
牡丹皮12克	桃仁15克	冬瓜子30克	枳实30克
厚朴30克	栝楼30克	苏子12克	防风12克
麦门冬50克	百合50克	代赭石15克	瓦楞子30克

12剂。每日1剂，水煎两次分服。

2023年2月4日二诊：主诉：知饥，显效，纳多，大便不畅。上方加蜈蚣3条，26剂。

2023年3月4日三诊：主诉：食可，眠可，大便已通畅，易饥，子宫下垂。刻诊，脉滑，舌红，苔厚。上方加黄芪50克，知母12克，白芍20克，26剂。

2023年4月1日四诊：主诉：腹中阵痛，胃胀，大便少，夜易饥，舌苔白，脉滑。上方加高良姜12克，荜澄茄12克，30剂。

2023 年 5 月 9 日五诊：主诉：大便不畅，腹痛，干呕，口苦，吐黏痰。舌暗红，脉滑。换方黄连汤、己椒苈黄丸加味。处方：

黄连 10 克	半夏 15 克	干姜 10 克	桂枝 15 克
防己 15 克	花椒 10 克	香附 10 克	高良姜 10 克
甘草 10 克	大黄 3 克	葶苈子 20 克	延胡索 20 克
厚朴 30 克	白芍 20 克	陈皮 30 克	竹茹 15 克

2023 年 6 月 9 日六诊：主诉：胃痛有鼓包感。刻诊：腹痛剧烈，出现有头足，按之痛不可近，面赤，舌淡，苔薄，脉数。取大建中汤意，加饴糖 20 克，改延胡索为 30 克，白芍为 30 克。24 剂。

2023 年 7 月 1 日七诊：主诉：左下腹痛阵发，偶有胃不适，易饥，舌红苔厚，脉滑。4 月 1 日方去掉高良姜、荜澄茄，加花椒 5 克，生石膏 30 克。24 剂。

2023 年 8 月 5 日八诊：主诉：大效，食多，舌红，苔厚，脉沉。上方 26 剂。

2023 年 9 月 2 日九诊：主诉：脐周硬胀，大便不利，次数多。舌胖大，苔白腻，脉沉。上方加薤白 15 克，枳壳 30 克。

2023 年 10 月 7 日十诊：状如常人，行动自如。主诉：大便不下，舌暗红，有瘀斑，苔黄燥，脉沉。上方加芒硝 9 克。处方：

姜半夏 15 克	人参 12 克	厚朴 30 克	干姜 12 克
黄连 12 克	黄芩 12 克	栝楼 30 克	苏子 12 克
大黄 12 克	牡丹皮 12 克	冬瓜子 30 克	桃仁 15 克
薏苡仁 30 克	败酱草 30 克	防风 12 克	麦冬 50 克
百合 50 克	代赭石 15 克	瓦楞子 30 克	花椒 5 克
生石膏 30 克	薤白 15 克	枳壳 30 克	芒硝（烊化）9 克

28 剂。

待患者就诊完毕，好奇心重的我追上老奶奶家属的步伐。并问道：当时医院是怎么给您的建议？患者家属激动地说："三个月！就只能活三个月！

不是在王教授这里，恐怕没有这个好日子。"我疑问地问道，你们真的没有做过任何治疗吗？"没有，一粒西药都没有吃过，我这还让我妈妈去再做个检查，她不愿意去。"患者奶奶听见了我们的说话。并说道："西医说的三个月。他们说话不算话。我不去找那个罪，现在身体好着哩。"多么朴素的言语，激励人心啊！

师父行医近50多年，尤擅《伤寒论》和《金匮要略》，开辟了经方抗癌的新路，造福四方百姓！跟师临证，看到一个个鲜活事例和奇迹，也是给了我这一个初出茅庐的小学徒对于中医学的强心剂。看着患者微笑地走出诊室，老百姓的幸福不就是这么简单吗？

（孔明术）

2023年10月10日　星期二　晴
得了肿瘤不用慌　经典妙方来帮忙

2023年10月初，我有幸与父亲、姐姐，同赴古都西安跟诊师父王三虎教授。师父通过实实在在的病例，使我们明白了，那些对中医抗癌嗤之以鼻、持有非议的业内业外人士的肤浅和自以为是。并非是中医治不了癌症，而是他们治不了，正如内经所述"言不可治者，未得其术也"。

在五天的跟诊时间里，我每每为师父开方的精妙构思，患者反馈的神奇疗效，所震撼、折服，这其中给我印象最深的是8号下午在西安中医脑病医院莲湖医疗延伸点，前来复诊的一位阿姨，起初她安静地坐着，待到师父进入诊室后，她一改前态，眉飞色舞地描述起服药后的神奇："谢谢王大夫，我现在不仅头不再发木，眼睛也不花了，并且到现在我的癫痫已经一百多天没发作了……"她的激动溢于言表。如此良好的精神状态，要不是看到病历上的诊断，真的很难将她同癌症患者联系起来。

她是一位右脑胶质瘤的患者，手术后3个月开始出现视物模糊，癫痫发作，声音变化，乏力等症状。针对此种脑胶质瘤及其后遗症，结合舌苔脉象，师父认为，其病当属痰浊上犯，蒙蔽清窍，又有风毒入脑，与痰搏结，扰乱心神故发作癫痫，治疗时法当益气升清，散结降浊，解毒抑瘤，最后选定了泽泻汤为主方，辅以定志丸、半夏白术天麻汤加减。

泽泻汤出自张仲景《金匮要略·痰饮咳嗽病脉证并治第十二》："心下有支饮，其人苦冒眩，泽泻汤主之。"泽泻汤中，泽泻淡渗利水，白术健脾升清，两者合伍，具有利湿泄水，升清降浊之功。定志丸出自孙思邈的《备急千金要方》，亦可治疗眩晕症，方中人参大补元气，远志祛痰泻浊，石菖蒲化痰开窍，茯苓淡渗利湿，此外石菖蒲、远志、茯苓并用亦可安神定志，宁心安神，四药合伍，使得痰浊得化而不蒙蔽清窍，心神得安而不发作癫痫。

半夏白术天麻汤出自程钟龄《医学心悟》"痰厥头痛……动则眩晕，半夏白术天麻汤主之""有湿痰壅遏者……头眩眼花，非天麻、半夏不除是也，半夏白术天麻汤主之"。书中两次谈及，均与"痰""眩"有密切关系。其中，半夏燥湿化痰散结，天麻息风化痰止痉，两者合用为治风痰之要药。患者受风邪上犯，伴有视物昏花、癫痫等症状，《黄帝内经》有云"诸风掉眩，皆属于肝"，而天麻为肝经气分之药。天麻的使用，对于患者病情的治疗可谓是切中肯綮。

以上三方虽源自不同时期的经典著作，但是组方思路却有着相似之处，师父在此将其三者合用，取其共性，强强联合，颇有"用药如用兵"的中医"老将"风范。除去以上三方外，别的辅助配伍用药也大有玄机：苍术燥湿祛风明目，白芍滋阴濡养利水，"颠顶之上，唯风药可达。"方中另添蒺藜，防风，独活，三味风药，引药上颠顶，又配攻窜之力强、善于搜风通络的蜈蚣，诸药同用，直达病所，祛风散邪，这组方思路又暗合了师父的"风邪入里成瘤说"。至于豨莶草解毒、祛风湿，枸杞、黄精补虚则是根据患者体质和具体情况等的选择用药。

完整的病历、处方如下：

患者王某，女，52岁。因"右脑胶质瘤术后3个月"于2023年5月8日初诊。症见视物模糊，癫痫间或发作，声音变化，乏力，食多口苦，纳可，大小便正常，舌体胖大苔白，脉沉。予泽泻汤、定志丸、半夏白术天麻汤加减，处方如下：

盐泽泻 30 克	白术 15 克	炒苍术 15 克	人参 20 克
茯苓 20 克	石菖蒲 15 克	制远志 10 克	姜半夏 15 克
天麻 15 克	防风 15 克	独活 15 克	蜈蚣 4 条

28 剂，水煎服，每日 1 剂，水煎分两次服。

2023 年 6 月 8 日二诊：手指麻减，头顶木，眼花，间断头痛，癫痫又发作 1 次。舌淡，苔白，脉沉，予原方基础上加枸杞子 12 克，白芍 12 克，豨莶草 30 克。28 剂。

2023 年 7 月 8 日三诊：眼花，手抖，手麻，头痒，舌淡胖苔白，脉沉，未发癫痫。予原方基础上加黄精 30 克、炒蒺藜 15 克。28 剂。

2023 年 8 月 8 日四诊：脑瘤，紧张时眼花，舌淡胖苔白，脉滑，精力大好，上方改人参为 15 克，茯苓为 30 克。28 剂。

2023 年 9 月 8 日五诊：头晕再发 1 周，舌淡胖苔白，脉滑，上方改苍术 30 克，炒蒺藜 20 克。28 剂。

2023 年 10 月 8 日六诊：头木不再，视力恢复，可自行出行，舌淡胖苔白，脉滑，100 天左右癫痫未再复发。效不更方，予 9 月 8 日方 28 剂，处方如下：

盐泽泻 30 克	白术 15 克	炒苍术 30 克	人参 15 克
茯苓 30 克	石菖蒲 15 克	制远志 10 克	姜半夏 15 克
天麻 15 克	防风 15 克	独活 15 克	蜈蚣 4 条
枸杞子 12 克	白芍 12 克	豨莶草 30 克	黄精 30 克
炒蒺藜 20 克			

《史记·扁鹊仓公列传》有言："人之所病，病疾多，而医之所病，病道少。"说的是老百姓苦恼的是疾病种类太多，而医生苦恼的是治疗这些疾病的方法很少。这何尝不是现实？如今各种肿瘤的命名、分类纷繁复杂，层出不穷，而能有效治疗它们的方法却很少。师父却通过对经典的刻苦钻研，及在临床的大胆实践为我们中医后学提供了一条治疗肿瘤的崭新大道。

回归到本文所述，在我回到住所，翻阅师父既往病案记录时才发现，原来师父早在多年前治疗脑肿瘤、脑转移瘤、脑积水所致的眩晕时就以泽泻汤为主方，临床反馈也是效果非常好，所以此例并非是孤证，而是师父理论在实践上的又一次证明！原来就我看来说非常震撼的验案，对于师父而言早就是习以为常、司空见惯了，不由让我感慨万千，中医博大精深，国之瑰宝，世界重器。

师父常言"遇到问题怎么办，经典著作找答案"。中医经典实在是珍贵的宝库，值得我们耐心背诵、细心钻研、反复琢磨。而师父从其中择方组方的妙思亦值得我们去深入学习、思考与实践。从而能让患者真正感受到"得了肿瘤不用慌，经典妙方来帮忙"，进而认识到中医的美妙与伟大。

（朱韬文）

2023 年 10 月 12 日　星期四　晴

胃瘫难治药难下　遇我师父不用怕

怀着对王三虎教授的敬仰与崇拜，我们父子三人终于开启了多年梦寐以求的拜师梦。我们的师父有个习惯，每到一个月的最后一日会发布下一个月的每日的坐诊行程，师父长期的、永不停息的行医日程了然于每一个秘传弟子的心里，让有时间、有计划学习的弟子便于跟诊。今年的十月一日到十三日师父都在西安各个诊点循行。

古都西安，旅游季旺盛，中秋、国庆双节长假的一票难求，延误了我们的拜师之行，由于等待儿女执医考试的出榜，才推迟了早在年初就应该拜师的行程，好在儿女争气，首次报考，高分通过，双双中榜，值得庆贺。

10 月 8 日，我们找到了师父坐诊的名医馆，半年多弟子群的微信阅读还真不如亲眼一见。哇，有这么多的肺癌、肝癌、膀胱癌、鼻癌、胰腺癌等以及癌转移的患者，一上午好几十个患者找我们的师父用中医治疗，很多是来复诊的，癌症、疑难病复诊率高，就是疗效好的"金标准"。师父的诊治思路，令我们无上折服。师父对《伤寒论》的领悟，让我们莫大的震惊。师父对《金匮要略》的创新性理解和应用于癌症及多种疑难病的诊疗，并取得非凡的预期疗效，使我们对《金匮要略》的学习更有亲切感、更有自信心。

两天后，跟师十余日的师兄师姐揣着从师父学到的本领陆续返家，回到自己的征程，值得窃喜的是：只剩下我们父子三人随师父专车到渭南中心医院名中医馆跟诊，我们独享师泽。

10月12日下午3点多，叫到一个中年妇女，她进门就眉飞色舞地讲王教授医术之神奇，治好了她在中心医院住院都没有控制的胃瘫病。这真是："胃瘫难治药难下，遇我师父不用怕。"胃瘫很难治，一般医生都不知如何下手，师父能用中医治好她滴水、点食难进的胃瘫，今天真让我们开了眼界。

短暂陈述：郗某，女，38岁，发现糖尿病9年，前两个月呕吐不止，在中心医院住院，1个月未能控制，直至饮食点滴难进，被诊断为胃瘫，空腹血糖18.7mmol/L。由于未能进食，故胰岛素未能跟餐注射，束手无策之下，来王三虎教授门诊。师父投方，只服4剂，呕止能食，其他症状也大为改善。今来复诊，面色一般，精神良好，体胖，自述胃脘不适，不恶寒，眠可，不呕吐，大便干，空腹血糖（6.7～7.8）mmol/L（注射胰岛素），舌红苔黄燥，脉滑，师父授方：原方再服28剂。处方如下：

大黄15克	麸炒枳实15克	竹茹15克	黄连15克
地黄30克	苦参12克	生石膏30克	知母12克
黄芪30克	红参10克	麸炒苍术15克	玄参15克

患者持方高兴而去，而师父开始授徒了。

师父说："我们不仅要用好经方，也要恰到好处地采用各代名医的优秀经验，就这个患者来说，我们采用了近代名医施今墨的降糖药对：苍术、玄参。健脾和胃、降逆止呕的药对：枳实、竹茹，苍术、地黄。"

事后思考师父的用药，大黄、枳实、竹茹，和胃降逆。黄连、地黄，清热养阴。参、芪益气，膏、知清热养阴，苍术、玄参降糖，干地黄、苦参是经方三物黄芩汤中解热除烦的最好组合，黄连、苦参是近代医家常用的降糖药对。而大黄、枳实，石膏、知母，是医圣张仲景经方中最耀眼的药对。师父全方构思巧妙，融和胃降递，养阴益气，润燥清热，平稳降糖于一方。平淡四刻，胃瘫得诒。我突然顿悟师父这个方是热性糖尿病的最佳药方，在回到家的这些日子里，我运用师父这个方子降下了多例从前难以降下的患者的高血糖，是为记。

（朱金福）

王三虎教授点评：

2023 年 12 月 12 日，该患者来渭南中心医院门诊，喜形于色，言胰岛素由 24 单位减至 22 单位，近 10 天空腹血糖在（4.8 ～ 6）mmol/L，这再次确认中药降糖效果，食眠、二便正常，守方 28 剂。

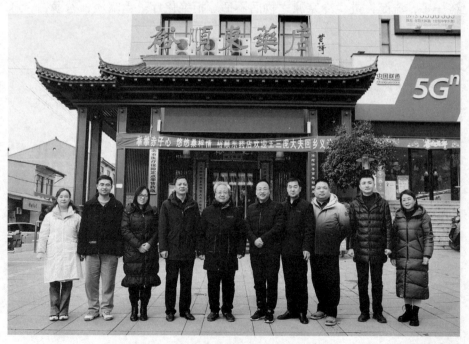

图 8　王三虎教授 2024 年春节回乡义诊

2023 年 10 月 21 日　星期六　晴

外邪入里四途径　把握全局方向明

算起来，这是我成为师父的弟子后第一次跟诊。我不禁怀着既期待又紧张的心情前往。早上当我走进诊室时，发现师父已抵达诊室，正与师兄高兴地聊天。打过招呼后，我赶紧坐下，开始学习! 一整天下来，患者鱼贯而来，师父几乎连休息的时间都没有。我发现病患及其家属怀着忐忑的心情而来，看病后带着心满意足的表情离去。这表明遇到师父，对他们来说相当于找到一线生机。

在今天宝安中医院流派工作室众多病患中，我印象比较深刻的有两位。第一位，黄某，女，60 岁，首诊。2023 年年初起，自觉肘、膝疼痛持续出现，后出现关节肿胀，消瘦、体重显著下降。2023 年 9 月 19 日行骨穿，发现原幼淋巴细胞水平显著升高，血常规淋巴细胞占比 81.9%，诊为急性淋巴细胞白血病。刻见肢倦，下肢肿，起立困难，腰脊酸软乏力，耳鸣，面赤，盗汗多，流涎，进生冷寒凉之物后不适。拒绝化疗。舌暗淡，苔薄白，脉弦细。

辨病：痹证、虚劳、阴阳毒。

辨证：风寒入里，气血亏虚，兼有血热。

用方：独活寄生汤、升麻鳖甲汤。

处方：

败酱草 30 克	独活 15 克	桑寄生 15 克	秦艽 15 克
防风 15 克	细辛 5 克	川芎 15 克	当归 15 克
生地黄 30 克	白芍 10 克	桂枝 10 克	茯苓 20 克
盐杜仲 20 克	牛膝 20 克	人参 15 克	甘草 10 克
醋龟甲（先煎）30 克	骨碎补 30 克	升麻 30 克	醋鳖甲（先煎）15 克

共 12 剂，每日 1 剂，水煎，分 2 次服，每次约 200mL，与西药相隔 2 小时。

第二位，罗某，女，44 岁。2019 年 2 月 24 日起因子宫内膜癌术后 11

年余，发现左肺转移 1 个月就诊。就诊初期患者怕冷、背酸痛、胸闷气短、干咳，间断复诊，服药至今。患者诉现左肺肿瘤 50mm×28mm 大小，虽行化疗 6 疗程，但肺部肿瘤未见缩小。咳则左肺部胀痛，脚尖麻木。

辨病：积聚。

辨证：气血两虚。

用方：麻杏石甘汤、新拟葛根汤、栝楼薤白半夏汤。

处方：

麻黄 15 克	苦杏仁 15 克	甘草 10 克	生石膏（先煎）30 克
蜈蚣 5 条	威灵仙 30 克	葛根 30 克	蜂房（后下）15 克
炒蔓荆子 30 克	桂枝 15 克	白英 30 克	龙骨（先煎）15 克
人参 15 克	徐长卿 30 克	浙贝母 30 克	土贝母 30 克
熟地黄 30 克	当归 20 克	首乌藤 30 克	薤白 15 克
栝楼 15 克	姜半夏 20 克		

共 14 剂，每日 1 剂，水煎，分 2 次服，每次约 200mL，与服西药相隔 2 小时。

这两位患者让我回想起师父最近提出的新观点，外邪入里四途径。第一个途径是六经传变。即太阳，阳明，少阳，少阴，太阴，厥阴。这就是《金匮要略·脏腑经络先后病脉证第一》"千般疢难，不越三条，一者，经络受邪，入脏腑，为内所因也"。

第二个途径其次是表里传变。张仲景在《伤寒论》总论部分的第十一条留了一个线头："病人身大热，反欲得衣者，热在皮肤，寒在骨髓也。身大寒，反不欲近衣者，寒在皮肤，热在骨髓也。"言外之意是六经不能代替和统揽疾病的传变途径，比如从皮表到血肉到经脉到骨髓的层次，由浅入深，乃至骨髓。这就是《金匮要略·脏腑经络先后病脉证第一》"二者，四肢九窍，血脉相传，壅塞不通，为外皮肤所中也"的四肢（包括躯干）部分。正如《素问·阴阳应象大论》云："故邪风之至，疾如风雨，故善治者治皮毛，其次治肌肤，其次治筋脉，其次治六腑，其次治五脏。治五脏者，半死半生也。"而张仲景在《金匮要略》写的第一个是痉病，第二个是湿病，就是外邪在四肢、肌肉、筋脉，第四个病百合病则是邪入血脉，所谓"百脉一宗，悉致其病也"。第六个病阴阳毒病就是邪入骨髓了。第一位患者的情况与此极为相似。

第三个途径是由上到下的传变。指外邪由口鼻而入，逐步从上到下发展。这就是《金匮要略·脏腑经络先后病脉证第一》"二者，四肢九窍，血脉相传，壅塞不通，为外皮肤所中也"的九窍中的上窍部分。以风为长的外邪从眼耳口鼻舌（咽喉）侵犯人体，由上到下逐步引起咽喉不利、甲状腺结节、食管炎、食管癌、肺部结节、肺癌，再到胃炎、胃癌、肠癌等疾病，见于麻黄升麻汤证、栀子豉汤证、半夏泻心汤证、乌梅丸证。

第四个途径是外邪由下到上。大肠癌，中医称肠风、脏毒，良有以也。肝转移、肺转移、脑转移就是风邪弥漫上窜不羁的表现。宫颈癌、子宫癌的肺转移、脑转移与《金匮要略·妇人杂病脉证并治第二十二》："妇人之病，因虚、积冷、结气，为诸经水断绝，至有历年，血寒积结胞门，寒伤经络。凝坚在上，呕吐涎唾，久成肺痈。"和"奄乎眩冒，状如厥颠，或有忧惨，悲伤多嗔"极为相似。第二位患者的情况与此极为相似。

我期待自己能紧随师父的步伐，灵活运用经方，以处理复杂多变的癌症。

（潘宝珉）

王三虎教授点评：

新晋秘传弟子潘宝珉是先后毕业于香港中文大学、上海中医药大学的中医肿瘤学硕士、香港执业医师。她没取有效病例说事（今天可有带瘤生存十余年的忠实粉丝），而是着眼全局，对病的来龙去脉感兴趣，起点不为之不高，拾遗补缺，另辟蹊径，弥足珍贵。路径清楚了，效果还会远吗？

2023 年 10 月 23 日　星期一　晴

宫颈癌已十年整　顽固失眠却可惊

我在宝安中医院流派工作室之前写了一篇日记，唯恐有人心存疑问为何记载之病例疗效未显示就急于记录，故再记录另一个已有确切疗效之病例。

患者石某，女，60 岁。2013 年起因宫颈癌术后前往柳州市中医院师父处看病，就诊初期，师父主要予其四妙散加味，摘录患者提供的部分方药如下，以图保持原貌。

2013 年 8 月 27 日处方：

炒苍术 12 克	牛膝 30 克	薏苡仁 30 克	黄柏 12 克
水杨梅 30 克	白英 30 克	杜仲 12 克	桑寄生 12 克
瓦楞子 30 克	炒栀子 12 克	天花粉 30 克	三棱 12 克
生莪术 12 克	鳖甲 30 克	龟甲 30 克	

30 剂，日 1 剂，水煎，分 2 次服。

2013 年 9 月 25 日处方：上方加浮小麦 30 克。

2013 年 10 月 16 日处方：上方加麦冬 20 克，白芍 15 克，黄连 10 克，黄芩 10 克。

2013 年 10 月 28 日处方：同前方。

2013 年 11 月 16 日处方：上方加吴茱萸 3 克，麻黄 6 克。

2013 年 12 月 22 日处方：上方去吴茱萸、麻黄，加生石膏 20 克、羌活 12 克、防风 12 克。

除面诊以外，患者多次接受网诊，直至今天，子宫颈癌未再复发。

今天，患者再来就诊，乃因自一个多月前起持续失眠、腰痛隐隐、胃脘不适。腰 X-ray 提示腰椎骨质增生，虽曾接受相关治疗，仍不显效。刻见面暗带赤，腰骶痛，心下悸动，烦躁、抑郁、悲伤欲哭易作，考虑患者本有妇科肿瘤病史，此为瘀血内阻、郁而化热、热扰心神之象；胃脘不适，未能进辛辣，易腹泻，此为寒热错杂、胃失和降之象。舌暗红、舌下脉粗提示内有瘀血；脉滑提示内有郁热。

辨病：不寐。

辨证：瘀热内阻。

用方：抵当汤、半夏泻心汤加减。

处方：

水蛭 9 克	虻虫 6 克	大黄 3 克	桃仁 12 克
姜半夏 15 克	党参 12 克	黄连 10 克	黄芩 10 克
干姜 12 克	大枣 30 克	炙甘草 10 克	

共 7 剂，1 天 1 剂，水煎，分 2 次服，每次约 200mL。

从选方来看，此患者乃下焦有瘀血，可能有人问为何选抵当汤而非下瘀血汤。咱们先看看两者之区别。抵当汤中用的是虻虫、水蛭，虻虫有翅能飞，取其象，应善除在上部之瘀。

水蛭乃水生昆虫，水向下流，取其象，善除在下之瘀血并利水道，正如《神农本草经》记载，水蛭"味咸，平。主逐恶血，瘀血，月闭。破血瘕积聚，无子，利水道"。下瘀血汤中用的是土鳖虫，不能飞，取其象，善除在中下部之瘀。

本病例有妇科肿瘤史，虽并未复发、几近痊愈，却疑因胞宫中血瘀未尽，久郁化热，瘀热互结，随气上升扰乱心神，产生上述不适。瘀热由下而上，看来是抵当汤更合适。

（潘宝珉）

王三虎教授点评：

患者病历十年，是我众多肿瘤成功案例之一，曾到西安求医，多次网诊。今从广西来深圳求医，激动不已，声高气粗。反复考虑顽固失眠的病机，追问其女，可曾情绪失控，得到肯定。乃思《伤寒论》抵当汤证"其人发狂""其人如狂""其人善忘"，都是瘀血在上的表现，乃一反常态（从胃从心从肾论治），用抵当汤。举一反三，不得已而为之。

2023 年 10 月 26 日　周四　晴

千里拜师不嫌远　闺蜜显效是一关

岁在癸卯，孟冬之初，千里拜师，承恩师垂爱，礼成！可能有人不解首都北京名老中医之多，无可质疑，却远赴千里西安拜师。常言道：甘露不润无根草，妙法只度有缘人！我和师父的缘分定格在 2018 年一次中医大课堂讲座，一面之缘，起心动念，若能拜王三虎教授为师，此生无憾！当时我深刻地意识到师父才是当今中医人的灯塔，在当今西强中弱的医学环境下，有个洪亮的声音，王三虎经方抗癌如雷贯耳，响彻南北，为中医经典拨开云雾见光明！

彼时自感不足以入师父慧眼，时隔五年，机缘巧合，当我走进师父的诊室，师父微笑而亲切说道：看着你眼熟啊！你是我的粉丝还是网络学生？我内心窃喜不已，神圣而遥不可及的名医明师，竟如此得平易近人、和蔼可亲，如沐春风！我斗胆说了一句：我想拜您为师，做您的秘传弟子！缘分成就了我的师徒梦。真是：众里寻他千百度，蓦然回首，那人却在，灯火阑珊处！

话说历经二十余年，我终于找到在肿瘤方面非常有成就的经方抗癌第一人王三虎教授！回想我 1999 年在介入科（肿瘤科）临床上，每每看到肿瘤患者求生欲绝的眼神，我没有恐惧晚期患者濒死的神态，而是内心深处在呐喊，难道中西医结合都不能缓解病痛和延长生命吗？目睹了西医对晚期患者的无奈，唯有中医才是出路，而那个力挽狂澜的人间神医在哪里？如今得知，当年师父授命正式进入肿瘤临床，阅万卷书，化繁为简、返璞归真、激活经方、解读经方、灵活运用经方，化平淡为神奇，从而获得患者坚定不移的信任和追随，一而百，百而千，千而万的患者口碑相传，乃至名扬海外！真可谓：医逢信者但可救，道遇无明枉费心。这也是我坚定信念拜师的原因之一。

我推荐了很多亲朋好友找师父看病，各有奇效。尤其是好朋友小武，能尽其详地告诉我服药前后变化。甲状腺功能亢进，西医治疗一年之久，效果很不理想，化验数值反复升高，甚是苦恼。2022年9月和11月西医治疗的化验结果持高不下。2023年8月18日第一次面诊，由师父开方服28剂药一月后，2023年9月复查的化验结果指标正常，自身感觉大效！好朋友欣喜不已，大赞王教授太厉害了！我叮嘱需再复查，再服药巩固。好朋友答曰：现无不适感，感觉一切很好。看临床常有甲亢、甲减、甲状腺结节手术后懊悔不已的患者。曾有一说：药对症一口汤，药不对症拿船装。

仰之弥高，钻之弥坚，瞻之在前，忽焉在后。夫子循循然善诱人，博我以文，约我以礼，欲罢不能！

偶发朋友圈，才知道师父是中医界老中医、小中医学习的楷模。大道至简，无论是师父各版书还是公众号里的医案，都是很多临床医生汲取营养的快速通道。在辨病证治中，有论有方，有心得，有验案，使医者有理可据，有法可求，有方可用，有案可仿。

很多同仁羡慕我有机缘拜在师父门下，也有同仁让我引荐想拜师学习，乐意至极。师父爱才惜才，每日跟诊师父都会深入浅出为弟子们答疑解惑，且不厌其烦地反复举例论证。师父鼓励型的授课模式，能兼顾每个弟子的感受。常言道：名师出高徒，造福一方百姓。能得明师指点提高医术，也不枉吾辈为医之道。

王师曰：遇到困难怎么办？中医经典找答案！很多临床医生不能熟读经典，认为经典的医古文晦涩难懂，苦不得明师指点迷津，唯有老虎吃天、无从下嘴之困。凡看过师父在《王解金匮要略》视频课的同仁，皆被师父讲课生动形象、引经据典、逐句逐字的讲解而吸引，显示了师父医古文的功底深厚，博古通今，经典熟记于心，看病、读书、讲课、写文章得心应手，运用自如那份自信！师父神迷仲景，激活经典，承上启下，不辱新时代的中医使命，是当代中医的领航人，而近百名秘传弟子遥相呼应，各显其能，诚可谓王者之师！

（何红娟）

王三虎教授点评：

学生的文章，宽严失度。吹老师的宜严，结果宽了。学术内容宜宽，结果窄了。过誉之词，一笑了之；具体内容，不补不行。小武当时处方是：

海蛤壳 30 克	煅瓦楞子 30 克	柴胡 12 克	黄芩 12 克
姜半夏 15 克	党参 12 克	干姜 3 克	大枣 30 克
甘草 10 克	生龙骨 15 克	生牡蛎 15 克	丹参 30 克
夏枯草 30 克	连翘 20 克		

诸位同仁，怜余之劳，会心之乐可矣，嗤之以鼻也可矣。

2023 年 10 月 27 日　星期五　晴

人得百病首中风　千里迢迢有奇功

9 月 25 日下午一个朋友突然微信联系我，说她的姐姐王女士得了一种怪病，在黑龙江各大医院都检查了，不能确诊具体是什么病，求医无门，症状一天比一天重，身体麻木从 5 月开始，最先是右半身子木，对冷热不敏感，到 9 月过渡到全身木，并脸部开始木，9 月 9 日血压突然升高，两天以后血压降下来以后，3 天到 4 天之内右眼视力快速下降并右眼内角有遮挡物，之后左眼也有所下降，9 月 14 日后双眼视力下降速度变缓。

总结一下：两个症状，其一是视力严重下降，右眼严重；其二，全身木，木跟麻不一样，木主要是没知觉，但是四肢力气完全正常。做过的检查：头颅增强 CT、增强核磁、眼部彩超、视神经炎的抽血等，全部都是正常。就诊医院：中国医科大第一附属医院神经内科、神经外科、第四附属医院的眼科。现在西医医院的医生没有任何办法，他们可以确定的是：脑袋正常、眼睛正常。我听完她的描述心里就已明了，我说这个病就应该找中医治，西医还真没什么好办法，让他们赶紧前往西安。

9 月 27 日他们在西安信守堂找到师父就诊。刻诊：右半身发木半年，畏凉风，右大腿前 A 段缺如，考虑发育所致，全身发木，右眼视物模糊，左眼稍好，项强痛，口唇麻，头痛，无汗，食之无味，大便 3 天未解，尿不利，高血压，控制在 135/80mmHg。舌红，苔薄，舌歪，脉沉。

辨病：中风。

辨证：中经络，风痰入络。

治法：祛风化痰通络。

用方：防风通圣散，小续命汤。

处方：

防风 20 克	川芎 30 克	当归 20 克	白芍 15 克
大黄 10 克	薄荷 12 克	麻黄 12 克	连翘 15 克
芒硝 9 克	石膏 30 克	黄芩 12 克	桔梗 12 克
滑石 10 克	甘草 10 克	荆芥 12 克	白术 15 克
栀子 10 克	细辛 9 克	苦杏仁 15 克	人参 10 克
防己 15 克	附片 9 克	蜈蚣 4 条	

14 剂，水煎服。

10 月 9 日西安颐康堂复诊：患者说喝到第三剂时侧肢体自觉变热，能感觉到温度，服用完 12 剂身体木好转，右眼重，已经四五个月未至的月经来潮，舌苔黄，脉沉，上方加木贼 12 克、青葙子 12 克、密蒙花 12 克。28 剂，水煎服。

今日，10 月 27 日三诊：大效！自述症状减轻七八成，右眼正常，舌歪稍减，脉沉。效不更方，上方 30 剂，水煎服。

师父在临床教学中经常强调风邪入里造成的一系列问题，这名患者就是非常典型的病例。我又翻出师父的文章《外邪入里四途径》细细品读，我们不能只看大病重病而忽略小病，小病更能说明问题，这名患者的患病经过就是"四肢九窍，血脉相传，壅塞不通，为外皮肤所中也"，非常直观。《金匮要略·中风历节病脉证并治第五》附方《古今录验》续命汤"治中风痱，身体不能自收持，口不能言，冒昧不知痛处，或拘急不得转侧。姚云：与大续命同，兼治妇人产后出血者，及老人小儿。"此等中风，本非脑出血，不过受风寒剧烈刺激，末梢运动神经起病变，故喎僻不遂。其表证乃因肌腠紧缩，汗腺固闭所致，知觉神经受剧烈刺激，影响大脑，故令冒昧不知。凡此皆是官能上疾患，非若脑出血之实质上起病变，而续命汤实为适应之方。《医学三字经》中风第二篇也有提道："人百病，首中风，骤然得，八方通，闭与脱，大不同，开邪闭，续命雄，回气脱，参附功。"小续命汤取其祛风走表，安内攘外，旋转上下。

防风通圣散首见于金代刘完素《黄帝素问宣明论方》：汗不伤表，下不伤里，名曰通圣，极言其用之效耳。方中防风，麻黄，荆芥，薄荷，桔梗轻浮发散，疏风解表，使风热从汗出而散，正如屋内炎热需要开窗户散热，郁热则容易被散，大黄、芒硝、甘草清热泻火解毒，泄热通便，似釜底抽薪，栀子，滑石清热利湿，因热由小便出，黄芩，连翘清热泻火解毒，石膏生津止渴，川芎，当归，白芍养血活血；白术，甘草健脾益气，祛邪时兼以扶助正气，调理气血。全方兼发汗，泻下，利水，清热，补益五种治法，清热为主，补泻兼施，发汗不伤表，攻下不伤里，此为表里、气血、三焦通治之剂。

小续命汤作为中风首选方容易想到，但不容易想到防风通圣散，看似病重病情复杂，但抓住了风邪治病关键，用药也没有选择冷门药、虫药，用量也不大，师父只用了最为平常的药，四两拨千斤，刚柔并施，疗效却异常得好。小病才看得出医者的治病思路，临床基本功底，也正是在小病上的精准，才能在大病上更有理论把握，更自信。

（王嘉琪）

2023 年 10 月 30 日　星期四　晴

前列腺癌不用慌　半年三诊得安康

今天跟随师父在信守堂临床学习，治疗的一位前列腺癌骨转移患者出奇制胜的效果，赢得满堂喝彩。

李先生，65 岁，江西人。2023 年 3 月 31 日体检发现：前列腺恶性肿瘤。2023 年 4 月 1 日前列腺 B 超示：3.9cm×4.3cm×3.9cm。前列腺右侧外周带信号减低，呈明显片状高信号。穿刺活检结果：前列腺腺癌。在当地住院后于 2023 年 4 月 10 日进行 PECT 全身骨显像检查示：T10 左侧、左第 9 后肋，耻骨联合右侧代谢异常活跃，考虑骨转移瘤可能;L5 代谢稍活跃，考虑良性病变可能。

于江西中医药大学附属医院出院后，4 月 26 日前来西安找师父看诊用药。症见轻微尿频，尿急。无尿痛，无血尿，无发热畏寒，无腰酸、腹胀、腹痛，大便正常。师父以肾气丸栝楼瞿麦丸加减，用药如下：

熟地黄 24 克	山药 12 克	酒萸肉 12 克	盐泽泻 9 克
茯苓 9 克	牡丹皮 9 克	肉桂 6 克	黑顺片 6 克
天花粉 30 克	瞿麦 30 克	防风 15 克	盐知母 12 克
桃仁 10 克	黄连片 10 克	生石膏 30 克	人参 12 克
醋五味子 12 克	烫骨碎补 30 克		

28 剂，水煎服。

2023 年 7 月 27 日复诊，主诉：服上方约 80 剂，复查前列腺癌影像及化验指标，均大为好转，本地医师感到惊奇，久思不得其解。患者诉睾丸已不胀，PSA 已经正常，服药偶吐，偶泻，目斜好转，舌红，苔黄，脉滑。（出院后口服比卡鲁胺胶囊，一粒，每日一次进行肿瘤内分泌治疗）守上方 28 剂。

今日三诊，2023 年 10 月 7 日盆腔磁共振对比 2023 年 7 月 1 日磁共振所见：前列腺体积较前萎缩，B 超 2.8cm×3.1cm×3.2cm，精囊 T2 信号弥漫性减低，SPECT 与 2023 年 4 月 1 日骨显像比较，右节 8 后肋，S1 稍增浓，T10 病灶明显变淡，左第 9 后肋及耻骨联合右侧病灶消失；L5 病灶无明显变化。根据患者现有症状，舌暗红，脉滑数，守上方加烫骨碎补 30 克，覆盆子 30 克，盐菟丝子 30 克。28 剂。

看着患者喜笑颜开，由衷地感谢着师父，并把先前和近期的检查报告取出来进行详细对比，报告中明确表示病灶消失。这次跟着师父亲眼见证前列腺肿瘤的消失，实属百闻不如一见，记录下来让更多的患者看到希望，增加治疗的信心。从时间上来说只用了半年的三诊。师父常说宁拙勿巧，效不更方，可以说是一方而愈，让我佩服有加，受益匪浅，在此感恩师父传道授业解惑。

（周东旭）

王三虎教授点评：

2023 年 10 月 19 日《中国中医药报》专题刊发王欢、李兴国写的"王三虎治疗前列腺癌验案三则"一文，今又有新病案写出，时间虽很短，样本不算小。事出有因，查有实据，可正视听，可振士气。

2023 年 11 月 4 日　星期六　晴

胃癌晚期用何方　还是半夏泻心汤

西安，作为虎门弟子们学习及向往的大本营，自我拜王三虎教授为师父，成为秘传弟子后，一直在深圳市宝安区中医院跟诊学习，但也非常向往到西安市的大本营学习，当我把这一想法告诉师父后，师父即安排住宿的酒店，为了方便我们每天跟诊学习，特意安排我们乘坐他的专车一起前往出诊的医院，像这种特殊待遇我与张黎主任（新疆乌鲁木齐市中医院肿瘤科）倍感师父对弟子的关心与厚爱。

同时这里的师兄姐妹们也给予了许多帮助。刚好时逢第六届中医药文化大会在渭南市召开，师父又带领我们弟子一同参会，在师父的专题讲座《抗癌攻坚有中医》精彩演讲中多次响起阵阵热烈的掌声。会议结束后出现了激动人心的场面，一位参会者跪拜求师学艺。可见师父经方抗癌演讲魅力之一斑。

下午在信守堂跟诊时看到一位面带微笑的患者复诊，他是一位胃癌患者，在这里就诊一年多了，由于中医药调理的效果好，所以患者及家属感激再三，师父及我们跟诊弟子也很开心。

闫某，男，59 岁，2022 年 7 月 29 日初诊，胃癌术后伴肝转移 9 个月，纳差乏力 1 月余。化疗 8 个疗程，手足麻木，不能饮食凉物，食多腹胀，眠可，二便可。舌暗红，苔薄白，脉沉。师父给予半夏泻心汤方加减：

姜半夏 15 克	黄连 12 克	黄芩 12 克	生晒参 15 克
干姜 15 克	大枣 30 克	甘草 10 克	炒鸡内金 20 克
柴胡 15 克	炒枳实 20 克	姜厚朴 15 克	老鹳草 30 克
黄芪 30 克			

7 剂，每天 1 剂，水煎分 2 次服。

2022 年 9 月 10 日二诊：行肝介入治疗一次。服中药效可。舌红，苔薄白，脉沉。上方去黄芩，加浙贝母 20 克，海螵蛸 20 克，守宫 12 克，冬凌草 30 克，厚朴加至 30 克以加强辨病治疗力度。10 剂。

2022 年 9 月 20 日三诊：停西药 40 余天，癌胚抗原 8.2ng/mL，食后腹胀气，足底疼痛，舌红，苔薄白，脉沉。上方加荜澄茄 12 克，12 剂。

2022 年 10 月 3 日四诊：服药见效，累则肩胛骨痛，舌暗红，苔薄白，脉沉。上方 30 剂。

2022 年 11 月 10 日五诊：遇凉胃痛，舌淡，苔薄白，脉滑。上方加桂枝 12 克，28 剂。

2022 年 12 月 29 日六诊：胃痛减轻，舌淡，苔薄白，脉滑。上方 25 剂。

2023 年 1 月 29 日七诊：病情好转，手足麻，舌红，苔薄，脉滑。上方加豨莶草 30 克，25 剂。

2023 年 2 月 26 日八诊：CT 检查无变化，癌胚抗原 9.3ng/mL，舌淡红，苔薄白水滑，脉弦。上方 25 剂。

2023 年 3 月 29 日九诊：服药见效，舌淡红，苔薄白，脉沉。上方

28 剂。

2023 年 5 月 10 日十诊：总胆固醇 22.6mmol/L，癌胚抗原 5.9ng/mL，气短，矢气多，腹胀。舌红，苔薄白，脉沉。上方老鹳草改 20 克，豨莶草改 20 克，仙鹤草改 20 克，加木香 10 克，28 剂。

2023 年 7 月 3 日十一诊：病情稳定，舌红，苔薄白，脉沉。上方黄连改 10 克，黄芩改 10 克，加高良姜 10 克，桃仁 10 克，28 剂。

2023 年 8 月 4 日十二诊：总胆固醇 7.65mmol/L，总蛋白 63.2g/L，癌胚抗原 9.06ng/mL，舌红，苔薄水滑，脉沉。上方桃仁加至 12 克，30 剂。

2023 年 11 月 4 日十三诊：病情稳定，无其他不适，舌暗红，苔薄白，脉滑。仍守方再进，巩固疗效。处方：

黄连 10 克	生黄芩 10 克	姜半夏 20 克	生晒参 15 克
干姜 15 克	大枣 30 克	甘草 10 克	炒鸡内金 20 克
柴胡 15 克	炒枳实 20 克	姜厚朴 30 克	老鹳草 20 克
守宫 12 克	冬凌草 30 克	荜澄茄 12 克	桂枝 12 克
茵陈 30 克	栀子 12 克	土茯苓 30 克	豨莶草 20 克
木香 10 克	高良姜 10 克	炒桃仁 12 克	

28 剂，每天 1 剂，水煎分 2 次服。

该患者胃癌肝转移，师父运用半夏泻心汤加味，通过精心细致地调方遣药，达到了病情稳定的理想治疗效果。

（孙俊杰）

王三虎教授点评：

孙俊杰主任作为比我大三岁的弟子，出身西医，酷爱中医。退休之后，如愿以偿，于深圳跟诊最为勤勉。这次千里迢迢来西安，不惧疲劳，精神可嘉。日记呢，尽显本真，自有喜欢实录这种体裁的读者。

2023 年 11 月 5 日　星期日　晴

晚期肠癌过五年　医患师生俱欢颜

由于众所周知（疫情）的原因，我已经有 4 年没有见到师父了。当安排完手中的事情，可以休息几天的时候，首先想到的就是去看望师父，当然还想从师父那里再学点绝招。见到师父师母，真是百感交集，虽然岁月免不了又在他们的脸上留了些微痕，但精神都蛮好。师父还是那么忙碌，劝其减少坐诊时间，他无奈地说：有很多的人情，是不能推掉的。这不，一大早师父带着孙师兄和我赶到西安益群中医门诊部时，大厅里除了排椅上坐满了患者，诊室门口还乌泱泱地站着很多等候的患者。

就诊的第一个患者于先生，65 岁，升结肠癌 Ⅳ 期，转移性肝癌，转移性肺癌。2019 年 11 月 3 日初诊。既往有慢性乙肝病，肝硬化，胆结石病史。自诉在 2018 年 8 月因肝癌破裂就诊于西安本地医院，发现升结肠恶性肿瘤肝转移，肝脏转移瘤破裂，进行了急诊结肠和肝脏肿瘤切除手术。

术后至就诊时，先后做过两次介入治疗，因三系细胞减低，不能耐受，未再进行。就诊时精神形体可，右胁下不适，乏力，皮肤瘙痒，口苦，尿黄，睡眠差，舌略红，苔薄黄，脉弦。血常规：白细胞：2.12×10^9/L，CA199：38.13U/mL，CA125：53.55U/mL。处方：小柴胡汤合三物黄芩汤，15 剂。

患者坚持就诊，基本方未变。2021 年 7 月 4 日七诊：患者述 4 月底因呕血，住院治疗 23 天，其间行脾全切术＋贲门周围血管离断术＋广泛肠粘连松解术＋胆囊切除术。刻诊时见面黄，形瘦，乏力，失眠，大便溏，舌红苔薄，脉沉。仍守方 20 剂。

2021 年 10 月 3 日八诊：发现肺转移，仍感乏力，眠差，舌胖大，苔黄厚，上方加延胡索、海浮石、白花蛇舌草、厚朴各 30 克，30 剂。

2021 年 11 月 9 日九诊：复查肺部转移结节缩小，但服药感恶心，舌红，脉沉。改黄连 12 克，加竹茹 12 克。24 剂。

2022 年 6 月 5 日十一诊：患者无明显不适，舌红苔薄黄，脉沉。重整处方如下：生地黄 30 克，苦参 12 克，黄芩 12 克，败酱草 30 克，薏苡仁 30 克，防风 10 克，人参 20 克，地榆 30 克，槐花 15 克，牡丹皮 12 克，乌梅 15 克。20 剂。

2023 年 4 月 2 日十二诊：发现肝内新增病灶，感乏力，面色发黑，有贫血，舌红苔薄，脉滑。上方加升麻 20 克，当归 12 克，柴胡 12 克，鳖甲 20 克，煅牡蛎 20 克。20 剂。

2023 年 11 月 5 日十九诊：面带笑容，精神尚可，面色稍暗，乏力轻微，伴有腰痛，纳食可，大便次数多，舌淡红，苔薄白，脉弱。2023 年 10 月 12 日上下腹增强 CT 扫描示：肝脏转移瘤大致同前。又行肝介入治疗一次。总胆红素 26.4μmol/L，间接胆红素 11.6μmol/L，CT 示肝内转移灶直径 2.1cm，小肝癌灶 2.0cm。改柴胡 15 克，茵陈 30 克。26 剂。

一位早期大肠癌患者，在现代医疗条件下生存 5 年，是容易做到的，但对于发病时就是升结肠恶性肿瘤Ⅳ期，可就不简单了。来自 2022 年 ASCO 的两项研究队列研究最终结果显示不可切除转移的结肠癌患者，化疗前原发肿瘤切除术组中位总生存期为 16.7 个月，单独化疗组的中位总生存期为 18.6 个月。由此可知Ⅳ期结肠恶性肿瘤预后是极差的。

我仔细地查阅了患者手中的就诊记录，因病史较长就摘选了其中的一部分。于先生先后两次手术，间断行 3 次肝介入治疗，既往乙肝肝硬化，自 2019 年 11 月 3 日起全程中药治疗，结肠肿瘤虽切除，但已有肝脏转移性癌存在，无法排除肝脏微小转移灶的存在。

首次就诊见右胁下不适，乏力，皮肤瘙痒，口苦，尿黄，睡眠差，舌略红，苔薄黄，脉弦，符合小柴胡汤之枢机不利，肝郁脾虚，邪毒蕴积，正虚为本的病机。小柴胡汤为治手少阳三焦经之首方，能够通利三焦，补泻兼施，疏肝健脾和胃。其君药柴胡在《神农本草经》中说："主心腹肠胃中结气，饮食积聚，寒热邪气。"除了能疏解少阳之邪，又能疏泄肝胆之瘀滞，而且还具有"推陈致新"之功。师父常说"肿瘤就是新陈代谢异常所致"，所以小柴胡汤和柴胡就是治疗肝癌的良方良药。

2021 年 10 月 3 日患者在肠道和肝脏病情稳定的情况下又出现肺部转移，调整处方，加入海浮石、厚朴、白花蛇舌草等药物，肺部转移性肿瘤逐渐减小，直至消失。2022 年 6 月 5 日患者各方面都处于较好状况，治疗针对原发肠道病，予以三物黄芩汤加薏苡附子败酱散加味。至 2023 年 4 月 2 日又发现肝内新增病灶，加升麻、柴胡、当归、鳖甲、煅牡蛎。至今日复诊又有 5个月，患者病情仍稳定。

纵观治疗全过程，看似平淡无奇，实则功力老到，让一位晚期癌症患者带瘤生存 5 年以上，不得不更加佩服师父的高明之处。我们十来个秘传弟子和师父以及患者一起，都处在欢快的诊疗过程中。

（张　黎）

王三虎教授点评：

乌鲁木齐市中医院肿瘤科主任张黎主任医师是我最早一批秘传弟子，退休几年后还能千里迢迢来西安跟诊，实在是难能可贵。这是中医实效、经方魅力的体现。连续十天跟诊，体力也相当可观。虽然我也是连续工作，但我参观过手术，深知看手术要比做手术累得多。看病的过程，是快乐的过程。学习的过程，如果也是快乐的过程，说明我的弟子们有会心之乐，离成功已经不远了。

2023 年 11 月 16 日　星期四　晴

鼓胀本是疑难病　网诊数次救一命

今天，哥来我家，看到停药已经两年多的他，精神抖擞，气色明朗。不禁感慨万千，师父医术高超，真能救死扶伤。

2021 年 2 月 15 日，姚某，56 岁。肝硬化失代偿期，腹腔积液，腹胀，整个肚子胀，夜间口干，舌根部有一寸左右一段没舌苔的感觉。食欲可，但不怎么敢吃，怕胀，腿没劲，二便调，眠可。今天 B 超示：腹腔积液 6.2cm。谷丙转氨酶 78U/L，谷草转氨酶 70U/L。白细胞数偏低，甲胎蛋白 133μg/L。有肝炎病史 30 多年，糖尿病病史 20 多年，在打胰岛素。住院 20 来天，注射白蛋白 10 来天。服用水飞蓟宾胶囊、甘草酸二铵肠溶胶囊和恩替卡韦。

通过微信视频，师父开方如下：

柴胡 12 克	黄芩 12 克	姜半夏 15 克	党参 15 克
白术 12 克	茯苓 30 克	薏苡仁 30 克	山药 30 克
人参 12 克	麦冬 12 克	百合 30 克	滑石 15 克
鳖甲 20 克	煅牡蛎 20 克	穿山甲 5 克	半边莲 30 克
猪苓 30 克	泽泻 20 克	大腹皮 30 克	赤芍 30 克
生姜 12 克	甘草 6 克		

2021 年 2 月 27 日 B 超腹腔积液 4.8cm，甲胎蛋白偏高，转氨酶偏高。言夜间口干，要起来喝水，睡前有时候有饥饿感，所以平日里晚餐后一段时间睡觉前要吃苹果和梨，下肢无力，眠可，纳可，大便每日一行，不成型也不稀，偶尔有些时候睡到半夜突然之间心里闷。上方加土茯苓 30 克，天花粉 30 克，苍术 15 克。

一周后加穿破石 30 克，丹参 30 克，鸡内金 15 克，继服。

2021 年 3 月 17 日腹腔积液 2.3cm，谷丙转氨酶、谷草转氨酶、甲胎蛋白均在正常范围。诉右上腹闷胀，口干，小便比较浓量少。左边舌苔厚大些，大便每日一行，成型正常。没食欲。处方：

柴胡 12 克	黄芩 12 克	姜半夏 15 克	党参 15 克
白术 12 克	茯苓 30 克	山药 30 克	人参 12 克
鳖甲 20 克	煅牡蛎 20 克	穿山甲 5 克	半边莲 30 克
泽泻 20 克	大腹皮 30 克	赤芍 30 克	生姜 12 克
甘草 6 克	土茯苓 30 克	苍术 15 克	干姜 18 克
薏苡仁 30 克	鸡内金 20 克	葶苈子 30 克	枳实 30 克

2021 年 3 月 28 日腹腔积液 0.7cm。右上腹闷胀，没食欲，想吃酸和甜

的，肉、鱼不想吃，口渴。大便偏稀，每日一行，小便偏浓。舌红苔厚。上方改干姜15克，加葶苈子30克，枳实30克，牡丹皮12克，丹参30克，桃仁15克。

2021年4月9日腹腔积液消失，随后停药至今。根据短信如实汇总，希望能对总结师父学术思想和经验有所帮助。

（姚金仙）

王三虎教授点评：

姚金仙的日记近乎实录，虽不够完整但真实可靠。刊登出来，会有喜欢实录的读者。

2023年11月17日　星期五　晴

昨听师父讲经典　今日就能得检验

立冬时节，冬寒料峭，2023年11月16日下午师父百忙之中在北京中医在线总部录制"王解《金匮要略》系列课程"第六篇、第七篇，4小时，一气呵成，畅快淋漓，精彩纷呈。尤其像我这样跟师临证几年、耳濡目染已久的学生，对照经典原文解读，又有心得体会，此情此景，触类旁通，会心之乐，如痴如醉。

不曾想，第二天，2023年11月17日北京超岱诊所的一患者验证了师父昨天讲的部分学术思想。

徐女士，49岁。一进门就说她好不容易找到师父，害怕说得太多，杂乱无章，直接看写好的这两张纸吧。师父说，还是你说，主要找我看什么？循循诱导，写成病历。

肺结节2年，磨玻璃结节，今0.9cm×0.9cm，曾服中药100余剂，晚半汗醒，午睡后亦然，食后汗出，走路6分钟全身出汗，2015年开始，开目则汗，怕风怕冷，咳嗽，喉痒则发，饭后有痰，咽中有痰，鼻半边不通气，自小流黄鼻涕，倒流进咽，吐黄痰，腰骶凉，腿无力，右手指麻疼，晨起手僵，胁痛，月经2次/月，已3个月，经期7天，有血块，经期前乳房胀痛、乳头痛，偶眩晕，血压低，2018年开始健忘至今已5年，上夜班，食可，眠差（倒班夜班多年），二便可，舌暗红，苔薄，有黏液线，脉弱。

辨病：血痹，虚劳，肺痿。

辨证：风寒入肺，阴虚成痿。

治法：发散风寒，祛痰平喘，调阴阳，和营卫。

用方：黄芪桂枝五物汤，桂枝加龙骨牡蛎汤，桂枝加厚朴杏子汤，葶苈大枣泻肺汤加减。

处方：

黄芪20克	桂枝12克	白芍12克	生姜9克
大枣30克	炙甘草10克	龙骨15克	煅牡蛎15克
厚朴30克	杏仁15克	葶苈子20克	海浮石30克
人参10克	茯苓10克	远志6克	石菖蒲6克

26剂。水煎服，饭后半小时服用。

根据患者的症状表现，吕师兄辨为桂枝加龙骨牡蛎汤证。我根据患者的典型症状是盗汗，用当归六黄汤，因为咳嗽、怕风、怕冷，用小青龙汤，根据腰膝酸软，腿软，月经不规律，用肾气丸。可师父开出上方药，就不由得我不问了。

师父讲，昨天刚刚讲了《金匮要略》第七篇第一条，"问曰：热在上焦者，因咳为肺痿。肺痿之病，从何得之？师曰：或从汗出，或从呕吐，或从消渴，小便利数，或从便难，又被快药下利，重亡津液，故得之。曰：寸口脉数，其人咳，口中反有浊唾涎沫者何？师曰：为肺痿之病……"。本患者的主诉对于汗出的描写太详细了，多年汗多，津液损伤过多，肺失濡润，就产生了结节。

师父又道：看病看病，首先是患者来看什么病，患者以多汗来看肺结节的，辨为肺痿病；右手麻、痛，辨为血痹病；病程长久，面黄，常上夜班，生物钟打乱，健忘多年，眠差，辨为"虚劳病"。肺结节是肺痿的前期病变，要抓住此主线。那怎样解决止汗的问题呢？患者有鼻腔的问题，自小流黄鼻涕，倒流进咽，吐黄痰，这是风邪从九窍而入的表现，用葶苈大枣泻肺汤；汗多有桂枝汤类方；受风成虚劳病，用桂枝加龙骨牡蛎汤；血痹病且手麻疼用黄芪桂枝五物汤；治疗肺结节无汗用厚朴麻黄汤，有汗且咳嗽用桂枝加厚朴杏子汤，也可治疗肺结节。四个方仅十一味药，另加海浮石，专化凝结之老痰，消肺结节。健忘加《千金》定志丸。

师父接着说，这个患者让他联想到昨天讲课时提到的《金匮要略》章节的排列。患者早期风邪从九窍而入，风生水起，汗多又造成津液的损伤，血痹、虚劳、肺痿同病，从这个患者看《金匮要略》第六篇、第七篇的前后排列不无道理。如"王三虎公众号"很多日记和医话所阐述，《金匮要略》第一篇到第七篇，条文中多次都提到风邪。痉、湿、百合、狐惑、阴阳毒，邪气由表入里，由浅入深，然后《金匮要略·血痹虚劳病脉证并治第六》，从"加被微风"的黄芪桂枝五物汤到"风气百疾"的薯蓣丸，可以悟出这几个病与风邪入侵关系密切，小病可以致虚劳，虚劳也可以致内脏的病。

而后的第七篇马上讲到肺等内脏的病，层层递进，前后呼应，首尾相应。同时每一篇条文之间的排列也有医圣的良苦用心示之于人，就如本患者，《金匮要略·肺痿肺痈咳嗽上气病脉证治第七》第8条用厚朴麻黄汤治疗较重的肺结节，最后1条即第14条补充葶苈大枣泻肺汤解决最初风邪从九窍入里问题，也可以达到治疗较轻症肺结节的目的。就如师父昨天讲的本篇第二条，"上气面浮肿，肩息，其脉浮大，不治，又加利尤甚"。"上气"就是"哮"，"脉浮大"就是元阳外脱，先把呼吸道疾病的一重症病例排在最前面，之后医圣语气放松，又写了下面条文，不一定都是如上面重病，还有很多下面的轻症，这样互相穿插理解经典会越读越有味。

师父讲到这时，我不觉又想到昨天也讲到了如下条文排列的典范之一。《金匮要略·肺痿肺痈咳嗽上气病脉证治第七》第13条越婢加半夏汤与第14

条小青龙加石膏汤排列的道理与用药解读。

　　首先全篇以肺痿名篇，但在最后加上治疗"肺胀"的两条文，有深意，指出了肺痿问题的两个方面，左边或上叶肺萎缩了为"旱"，右边或下叶就肺胀为"涝"。肺胀也是肺痿（肺癌）的另一种表现形式而已。肺痿常见症状有吐涎沫，吐米粥样的脓血、但当咳嗽气喘、咳逆上气为主症时，说明痰凝结甚了，石膏、麻黄相配止喘平喘，尤其石膏散结。

　　为什么叫"越婢"汤呢？不是越国的婢女治疗好越王勾践的病而名此方，而是仲景突破五行的束缚而命名的方，因为脾主运化水饮，医圣的想法是超越"脾"阴阳五行脏腑功能的属性及传统认识，以发越水气外出立意，故两方中都用麻黄、石膏相配，两方主症都是"肺胀，咳而上气，脉浮"。精妙的是两方麻黄用量，越婢加半夏汤"脉浮大，目如脱状"，邪气盛，水气凝结已经把眼睛都凸出来了，此种邪气之盛，痰饮之盛，不用大刀阔斧之剂不能取效，所以用麻黄六两，石膏半斤，因为水饮重，寒不重，用生姜、石膏散邪。而小青龙加石膏汤证虽然有水饮，程度较轻，所以用麻黄三两、石膏二两，寒邪稍重，饮结较轻，用干姜温阳。

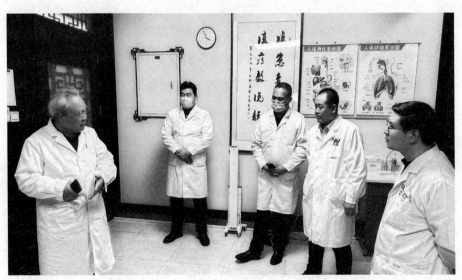

图 9　王三虎教授与弟子们在北京四惠南区诊所

另外，小青龙加石膏汤煎服法，上九味，以水一斗，先煮麻黄，去上沫，内诸药，煮取三升。强人服一升，羸者减之，日三服，小儿服四合。师父认为这也是张仲景是儿科鼻祖的较少证据之一。同时认为以经证经才是最好的研究典籍的方法。

师父早年写文章说李克绍教授"学益日进，老而弥坚"，其实，这何尝不是他的真实写照呢？行医50年，随着发现、分析、解决问题能力的提高，随着临床经验的日臻精熟，随着所悟境界的提高，又从典籍中发现巨大的空间和潜力。从上面这个病例就可看出，师父不是简单地辨证开方，而是"小题大做""捕风捉影"，步步为营，药不虚开。师父极善于在临床中读经典，从临床中悟经典，也为我们后学者做出了治学的榜样。

（杨保社）

2023年11月16日　星期四　晴

王解经典先睹快　别出机杼有新彩

秋日已暮，枫叶欲残，初冬天气暖，小似立春时。2023年11月16日下午师父在北京中粮大厦广场中医在线总部录制线上课程"王解《金匮要略》"之《金匮要略·血痹虚劳病脉证并治第六》《金匮要略·肺痿肺痈咳嗽上气病脉证治第七》，纲举目张，新意频出，精妙绝伦，一气呵成。

师父开篇认为血痹虚劳以"风"为主线立论，肺痿肺痈咳嗽上气以"水"为主线立意。实发历代释义之未发。篇幅所限，举例为证。

《金匮要略·血痹虚劳病脉证并治第六》，讲到薯蓣丸时，师父说起初是看到岳美中老先生创立了老年补益方法。岳老所创立的六种补益方法，其中平补类以薯蓣丸为代表方，岳老认为此方很适合老年人，因年高气血虚损，常有头眩、肢痛、麻木的周身不适症状，即是"风眩""风痹""或五劳七伤者"的写照。当师父专业搞肿瘤以后，特别是提出"风邪入里成瘤说"，当带着肿瘤专业眼光看问题时，薯蓣丸提到议事日程，当对风邪倍加重视时，师父加深了对此条文的理解。

可以说虚劳是某些肿瘤的后期表现，或者是说肿瘤的后期症状常常就是虚劳，如：本篇第10条"痹夹背行，若肠鸣，马刀夹瘿者，皆为劳得之"。"马刀"指腋下淋巴结肿大，"夹瘿"指颈部淋巴结肿大，都是"劳"即肿瘤类消耗性疾病。那么第16条"虚劳诸不足，风气百疾，薯蓣丸主之"，此由五劳七伤六极引起的虚劳不足所导致的风气百疾，最后呈现在人体的阴阳气血皆虚、五脏六腑皆损的一个状态。

这"风气百疾"自然也包括了肿瘤，再看方剂组成，虽叙症较简，但药物达21味之多，薯蓣就是山药，在方中占比例太大，其作用是祛风，不要按传统认为山药是补脾肾的，方中含有的四物汤养血祛风；四君子汤加上百枚大枣培土治风；柴胡祛少阳风火兼祛风；阿胶，王海藏论"诸胶疗风，唯阿胶尤甚"；白蔹有散邪祛风作用，会起与散对应的收敛作用，所以称"白蔹"；另外还有防风，是风中之"润剂"，《本经》说防风；气味甘、温，无毒。主大风，头眩痛，恶风，风邪目盲无所见，风行周身，骨节疼痛，身重。久服轻身。服法中空腹酒服，酒为百药之长，也祛风。如果说薯蓣丸用大包围的思路治疗大病重病后的虚劳状态，犹如大战役后一片狼藉的战场，需要各系统协同作用，方能休养生息。那么祛风绝对是制方的一个主线。

师父又讲到，张仲景写《伤寒论》，寒邪就不用在每一条上都说了，《伤寒论》中有"热入血室""热入胸膈"之语，肯定也有寒邪的因素，前后互参，从"虚劳诸不足，风气百疾"用薯蓣丸治疗，看出风邪是造成虚劳的主要原因，推理本篇前面的各虚劳病也有由风邪引起的，这样就得到了印证，前文中每一条不用都写"风"，但肯定都有"风邪"的致病原因。再以方测证，桂枝汤是祛风解肌、调和营卫的第一方，再看虚劳篇的很多方子，基本上都是根据桂枝汤加减而来。比如治疗男子失精，女子梦交，用桂枝加龙骨牡蛎汤；小建中汤、黄芪建中汤等都是桂枝汤的加减；血痹虚劳篇中的黄芪桂枝五物汤（条文中明确"加被微风"）都是桂枝汤类方。

讲到本篇其他条文方药，师父也是新意频出，启迪思考，发人深省。如：讲到小建中汤时说道，中气亏虚到极点，完不成正常任务，重新建立中气就叫建中汤。小建中汤证没有肿瘤，大建中汤证就是肿瘤的问题。"大""小"在张仲景的语境下经常是区别良性和恶性的意思，小有小病、病轻的意思，大有大病、病重的意思。再如：小柴胡汤证不一定是肿瘤，大柴胡汤证就可以看到肝胆肿瘤晚期的一些症状。小陷胸汤证不一定是肿瘤，大陷胸汤证就是肿瘤广泛转移。

再如：讲到黄芪建中汤时，师父特别指出黄芪用量一定要适可而止，原方黄芪一两半按现代折算仅5克左右。他回忆之前看《岳美中全集》时，岳老年轻时候急功近利，把玉屏风散当汤剂给人服用，疗效不好。后来学医蒲辅周经验，黄芪量极少，也就是三五克反而效显而没胸闷的副作用。师父讲到，用黄芪增加中焦的功能是可以的，过犹不及，则适得其反，反受其害。

接着讲到，我本人在急性病和肿瘤患者中不太用黄芪，因为《伤寒论》中就没有用黄芪，张仲景偏爱用人参，典型的如白虎加人参汤治疗大热、大汗、大渴、脉洪大。肿瘤害怕补，人参既能断其粮道，又能扶其正气。这也是"人参抗癌论"的理论开源。而黄芪是和事佬，老成持重，不分青红皂白，有敛邪的作用，历代治疗疮疡早期时不用黄芪，破溃时没有办法了，才用黄芪，生肌长肉。师父说十几年前看中医杂志，看到朱树宽老中医参与中西医结合治中风后遗症中通过对数百例患者的观察，深感羌活在救治中风过程功不可没。其导师经验：治中风偏瘫羌活不可用晚，黄芪不可用早。这样看黄芪，用什么量？何时用？需认真研究啊！

讲到酸枣仁汤，因为酸枣仁价格太贵，考虑到患者的经济承担能力，文中明示"虚劳虚烦不得眠"，是虚劳病时才用酸枣仁汤养血安神，一定要有辨病的概念。而我们跟诊时，师父对于失眠患者见舌尖红用交泰丸；胃不好的失眠用半夏泻心汤；年龄大，时间长，舌红少津，用黄连阿胶汤。不乏有更多精彩的病例。

　　讲大黄䗪虫丸时，条文中有"食伤，饮伤"，师父还想写一篇饮食致癌论的专篇文章，因为太多年轻人喜欢喝高糖饮料了，现代人恣食肥甘厚味，以酒为浆，结果慢性病及肿瘤高发，已成为一个社会问题，"饮伤"几乎成为很多病的一个病因。条文中"七伤"（《素问》有五劳）的结果是"内有干血"，另外矾石丸中"中有干血，下白物"是宫颈癌，同"马刀夹瘿"一样，"干血"也是肿瘤的另一种表现方式。讲到"肌肤甲错，两目黯黑"这些症状，师父曾用此方治愈自己的小腿肌肤甲错；佳木斯一领导"两目黯黑"，也服用此丸而愈；渭南一患者"腹满，两目黯黑"，也服用此丸，当天腹满消失，3个月后效果显著。如王菲的歌词"只是因为在人群中多看了你一眼，再也没能忘掉"一样，经方的方证辨证就有如此的神效。

　　方中汉代的芍药就是赤芍，可活血化瘀，生地黄十两为主药逐血痹，蝱虫走上，䗪虫走下，水蛭走全身，有抵当汤之意。干漆是现代治疗肿瘤的中成药平消片主要成分，此方由陕西名中医贾堃发明，中有矾石等，已经是抗肿瘤名药。师父重点讲到方中桃仁活血化瘀，杏仁也活血化瘀，桃仁走血分，杏仁走气分，二药可互补。杏仁从气分引入血分，如：矾石丸治疗"妇人经水闭不利，脏坚癖不止，中有干血，下白物"，反用杏仁从气如血。桃仁可从血分引到气分，如《千金》苇茎汤"治咳有微热，烦满，胸中甲错，是为肺痈"。肺痈气血两伤，气伤为主，咳吐脓血，肺中瘀血严重，肺疾不用杏仁而用桃仁，从血入气把凝血解开。

　　查资料，桃仁多与大黄配伍，杏仁常与麻黄配伍。《伤寒论》《金匮要略》的处方，应用桃仁的有抵当汤、抵当丸、下瘀血汤、桃核承气汤、桂枝茯苓丸、大黄牡丹皮汤、大黄䗪虫丸、苇茎汤、鳖甲煎丸等。以上几方中，除桂枝茯苓丸和苇茎汤二方外，皆为桃仁与大黄并用。杏仁和麻黄配伍的处方有：麻黄汤、麻黄加术汤、桂枝麻黄各半汤、桂枝二麻黄一汤、麻黄杏仁甘草石膏汤、麻黄杏仁薏苡甘草汤、大青龙汤、续命汤、厚朴麻黄汤、麻黄连翘赤小豆汤、文蛤汤、桂枝加厚朴杏仁汤、茯苓杏仁甘草汤、苓甘姜味辛夏仁汤、苓甘姜味辛夏仁黄汤、薯蓣丸、矾石丸、麻子仁丸、大黄䗪虫丸二十方。由麻黄汤等十二方中，皆杏仁与麻黄配伍，杏仁与大黄配伍者仅后二方。其中仅一方大黄䗪虫丸中有桃仁、杏仁并用。

师父对于炙甘草汤、《肘后》獭肝散等也做了相应阐释。

（杨保社）

2023 年 11 月 17 日　星期五　晴，大风
三次就诊步步高　血小板少大见效

今天跟师在北京超岱中医门诊部，真可谓收获满满。其中一位"血小板减少症"患者，由于疗效非常突出，所以引起了我的关注，具体情况记载如下：

齐某，女，66 岁。2023 年 8 月 14 日初诊：血小板减少 5 个月，体检查出 60×10^9/L，后 50×10^9/L，30×10^9/L 最低。近一月未查，气力不足，服力可君片，气短，长吁短叹，食欲可，眠可，舌红苔薄，脉寸滑。

辨病：虚劳。

辨证：气血两虚，血中瘀热。

用方：八珍汤加味。

处方：

党参 15 克	白术 12 克	茯苓 12 克	炙甘草 12 克
生地黄 30 克	白芍 12 克	当归 15 克	川芎 15 克
地榆 30 克	茜草 12 克	槐花 15 克	水牛角 30 克

30 剂，每日 1 剂，水煎分两次服。

2023 年 10 月 14 日二诊：患者因血小板减少症，血小板 72×10^9/L，弯腰则烧心（栀子豉汤），胸骨后不适，没酸水，舌淡红，苔薄，脉弱。上方再加栀子豉汤清胸中虚热。处方：

党参 15 克	白术 12 克	茯苓 12 克	炙甘草 12 克

生地黄 30 克　　白芍 12 克　　当归 15 克　　川芎 15 克

地榆 30 克　　　茜草 12 克　　槐花 15 克　　水牛角 30 克

栀子 12 克　　　淡豆豉 12 克

30 剂。

2023 年 11 月 17 日三诊：2023 年 11 月 15 日医院查血小板 122×10^9/L，弯腰时反酸水，胸骨后不适（胃气上逆），不嗳气，舌红苔薄，脉滑。胃气不和，上方枳实 30 克，竹茹 15 克，陈皮 30 克，26 剂。

按语：血小板减少症近年来比较常见，究其原因比较复杂，可见于免疫性疾病，亦可见于血液系统疾病，中医则通过辨病辨证用药。该患者气短、乏力、胸闷、嗳气、善太息，属气虚表现，血小板低属于血亏，辨证为气血不足，选方八珍汤，气血双补。地榆、槐花、茜草、水牛角，系师父升高白细胞、血小板的经验用药，实际上隐含着血中瘀热，由于贫血的原因，不一定都能体现出来，这就要辨病论治了。

二诊时针对其烧心，胸骨后不适，辨证为胸中郁热，胸中滞，故此在首方的基础上加栀子、淡豆豉，取栀子豉汤之意以清化胸中郁热。今日是第三诊，在二诊方的基础上针对尚存在烧心，弯腰时胸骨后不适的情况，加上陈皮、竹茹、枳实，取橘皮竹茹汤之意以和降胃气。虽说疗效突出，但尚未到结束治疗的程度，后期会继续跟进疗效的汇报。

（吕安定）

2023 年 11 月 20 日　星期一　晴

肝癌经方根基厚　黑疸病机探讨深

今日在深圳市宝安区中医院流派工作室，距离上次跟诊过去一个月，又可以再次跟师父学习了，我怀着期待的心情提早到达诊室。没过多久，师父也到了。说来也巧，今天上午、下午的门诊各自来了一位肝癌患者，均为首诊。先介绍一下两位患者各自的病情。

第一位，许某，男，72岁。2021年10月底，患者因突发上腹痛后晕厥于深圳市龙华区人民医院急诊科救治，急查血红蛋白为69g/L，腹部CT：肝S2/3团块占位，考虑肝细胞癌并破裂出血，肿物供血来源于肝固有动脉，有肝硬化，腹腔积液。于急诊行TACE并止血治疗。后再行腹腔穿刺引流，引出暗红色液体，当时血红蛋白为66g/L，经治疗后回升至84g/L。后为求进一步治疗，患者求诊于广州市第一人民医院肝胆外科，住院期间，2021年11月9日于全麻下行腹腔镜下左肝外叶切除术＋腹腔镜下腹腔粘连松解术＋肝断面射频止血术。术后病理：肝细胞性肝癌伴广泛坏死（癌灶大小：8.0cm×8.0cm×5.0cm）。2023年10月20日，行胸、上腹部CT（平扫＋增强），结果提示肺、右肝、腹腔淋巴结转移瘤。

刻下：时疲倦乏力，耳鸣、夜甚于日，食欲亢进，大便干，面部黑斑。舌暗红，苔薄黄，脉沉细。

用方：自拟方软肝利胆汤加减。

处方：

柴胡15克	黄芩10克	姜半夏15克	人参15克
干姜5克	大枣30克	炙甘草10克	夏枯草30克
煅瓦楞子30克	桑叶10克	牡丹皮10克	白芍30克
大黄10克	灵芝20克	茯苓30克	赤芍30克
炒酸枣仁30克	醋鳖甲30克	醋龟甲30克	生石膏30克

共7剂。每日1剂，水煎，分两次服，每次约200mL。

第二位，胡某，男，35岁。有酗酒史。2023年11月初月因眼黄、腹胀前往深圳龙华区人民医院就诊，住院期间完善检查，曾行胸、上腹、盆腔CT（平扫＋增强），提示肝右叶原发性肝癌并肝内多发转移，腹腔、腹膜后多发淋巴结转移；双肾不除外转移；肝硬化，门脉高压，腹盆积液。出院诊断为弥漫性肝癌并门静脉癌栓形成（CNLCIV期、Child-PughC级）；肝硬化失代偿期合并腹腔积液、肝衰竭、门静脉高压、脾大、低蛋白血症。

因出院时眼黄未退，再前往其他医院接受治疗，行进一步检查，乙肝病毒全套：HBsAg：66.43IU/mL，HBsAb：0.50mIU/m，HBeAg：13.521U/mL，Anti-HBe：0.60PEIU/mL，乙型肝炎核心 IgM 抗体：0.703s/co；AFP：61.3ng/mL。刻下：面色晦暗。腹胀不适，纳差。小便黄。嗜睡。

西医诊断：肝癌伴腹腔积液。

辨病：鼓胀。

辨证：湿热壅盛。

用方：柴胡桂枝干姜汤、黑地黄丸。

处方：

北柴胡 15 克	桂枝 15 克	干姜 15 克	茵陈 50 克
栀子 10 克	大黄 5 克	人参片 15 克	郁金 15 克
姜厚朴 30 克	姜黄 15 克	垂盆草 30 克	炒鸡内金 30 克
鸡骨草 30 克	麻黄 10 克	连翘 30 克	赤小豆 30 克
苦参 15 克	茯苓 30 克	麸炒苍术 20 克	熟地黄 30 克

共 14 剂。每日 1 剂，水煎，分两次服，每次约 200mL。

从上述两个病案可以看出：师父紧抓肝癌基本病机，乃各种原因导致的肝郁脾虚，湿热蕴毒，枢机不利，并以《伤寒论》中的小柴胡汤加减法中"若胁下痞硬，去大枣，加牡蛎"、《金匮要略·黄疸病脉证并治第十五》"诸黄，腹痛而呕者，宜柴胡汤"等为理论依据，在肝癌的临床治疗广泛使用小柴胡汤。

小柴胡汤为治手少阳三焦经之首方，能够通利三焦，补泻兼施，疏肝健脾和胃。其君药柴胡在《神农本草经》中说："主心腹肠胃中结气，饮食积聚，寒热邪气。"除了能疏解少阳之邪，其又能疏泄肝胆之瘀滞，而且还具有"推陈致新"之功。师父常说"肿瘤就是新陈代谢异常所致"，所以小柴胡汤和柴胡就是治疗肝癌的良方良药。再拉开一点说，使用柴胡、黄芩清少阳气分热；桑叶、牡丹皮清少阳血分之热，这也是师父多年临床实践中所体会的。

另外，师父从多年临床经验中总结出，黑疸就是胆囊癌、胆管癌、肝癌胰腺癌肝转移的某些特殊类型和某一阶段的产物，基本病机是脾虚肾燥，燥湿相混。为什么肝胆的肿瘤会导致黑疸呢？见肝之病，知肝传脾，引起了脾虚。为什么黑呢？因为肾色外露、肾色外泛？实际上是由湿热瘀阻肝胆，向脾肾之阳损伤转化的过程，或者更偏向于脾肾之阴阳两虚，一方面阴虚、一方面阳虚，一方面阴液亏乏、一方面水湿内停，这种复杂局面。

正如名医周学海在《读医随笔》中所说的："黑疸，乃女劳疸、谷疸、酒疸日久而成，是肾虚燥而脾湿热之所致也。肾恶燥而脾恶湿，肾燥必急，需他脏之水精以分润之，适值脾湿有余，遂直吸受之，而不觉并其湿热之毒。而亦吸入矣。脾肾浊气，淫溢经脉，逐日饮食之新精，亦皆为浊气所变乱，全无清气抱注，周身血管，不得吐故纳新，遂发为晦暗之黑色矣。"第二位患者正是黑疸，证为肝气郁结不解，瘀血内阻成毒，脾肾虚寒，胆汁不循常道。师父用的正是柴胡桂枝干姜汤合黑地黄丸，以疏肝化瘀温补脾肾、利胆排毒。

这两位患者虽为首诊，但我相信在师父已把握病情全局的情况下，患者服药后取得疗效是可以预期的。同时我感恩能在师父身边学习，就像站在巨人的肩膀上学习，站得高、看得远。

（潘宝珉）

2023 年 11 月 27 日　星期一　晴

痉病湿病临证多　不厌其烦需掌握

师父曾写过"痉病、湿病合病与神经运动淋巴系统疑难病"一文，同门弟子们也写过很多跟诊日记，之所以用反反复复的连篇日记写痉病、湿病，就是让每个弟子及中医爱好者"博学之，审问之，慎思之，明辨之，笃行之"，因为掌握了这把钥匙，临床上太方便了。《素问·四气调神大论》云"圣人不治已病治未病，不治已乱治未乱，此之谓也"。很多时候痉病、湿病就是很多疑难症的前期"未病"，临证日记多次演练，强调捕风捉影的能力就是为了学习古人"治未乱为上"。

病例：陈某，女，50岁，2023年11月27日在西安信守堂中医馆初诊，腹泻（五更泻，不能食凉，2022年6、7月腹泻，2023年7、8、9月腹泻3个月，服中药好转），右脚拇趾痛（放射痛，偶尔痛，受凉痛得频繁）近一个月，疱疹，腿抽筋多年。甘肃省人民医院2023年11月6日足趾间关节B超：左足第1跖趾关节积液，双足多发跖趾关节滑膜增厚（滑膜血流0级）；甘肃省人民医院2023年11月6日手指间关节B超：双手部分屈肌腱鞘不规则增厚，左手第2指掌指关节前方屈肌腱鞘旁低回声结节，腱鞘巨细胞瘤？右胁痛2个月，追问床在窗边，多有不关窗之时。2020年多发扁豆大小肠道息肉，乙肝多年，高血压近2年，凌晨头昏脑涨，眼睛困肿，面黄肿，腹胀，汗正常，口唇干，睡眠不好10年，大便溏泄，舌淡，苔薄，脉弱。

辨病：痉病、湿病。

用方：桂枝附子汤，栝楼桂枝汤，麻杏苡甘汤加减。

处方：

桂枝 15 克	白芍 15 克	炙甘草 10 克	生姜 12 克
大枣 30 克	黑顺片 10 克	天花粉 30 克	麻黄 5 克
苦杏仁 12 克	薏苡仁 30 克		

28 剂。

患者有受风史，关节积液，面黄肿，大便溏泄有湿病表现，麻杏苡甘汤治疗湿病，解除筋脉拘挛的问题；栝楼桂枝汤治疗柔痉，口干正好用天花粉；桂枝附子汤可祛风温经，助阳化湿，温散风湿，从表而解，主治恶寒发热，四肢掣痛，难以屈伸，厥或心下悸；或伤寒八九日，风湿相搏，身体疼烦，不能自转侧，不呕不渴，脉浮虚而涩者。

师父回忆曾用桂枝附子去桂枝加白术汤治疗垂体瘤造成的尿崩症患者，小便4000mL/日，抓住面部"婴儿肥"，关节疼痛，辨为湿病，就是在湿病条文中找到"若大便坚，小便自利"一语，小便自利就是小便多，桂枝助化气行水，尿已够多，不能再利了，所以去桂枝，后每天小便渐少而愈。此患者不是小便自利而是大便溏泄，湿病就是这样二便不正常，原文中"大便坚"言外之意是平素正常时"大便稀"。仲景原文说"湿痹之候，小便不利，大便反快，但当利其小便"，条文为证。

师父顺便讲到，麻黄汤治疗伤寒表实证"无汗"用麻黄三两，而麻杏石甘汤治疗"汗出而喘，无大热者"用麻黄四两，说明麻黄的作用并不一定是发汗，麻杏苡甘汤中麻黄半两，所以此患者用麻黄5克，祛湿不能太猛，仲景曰："若治风湿者，发其汗，但微微似欲出汗者，风湿俱去也。"

遍查资料，痉病、湿病在《内经》中已有论述，并提出了其致病原因为风和湿。如《素问·至真要大论》说"诸痉强直，皆属于湿""诸暴强直，皆属于风"。《金匮要略》则认为不但风寒湿可致痉，津液耗伤，筋脉失于濡养，更是发病的关键。朱丹溪强调内伤致痉的重要性，他在《丹溪心法·痉》中说切不可作风治，兼用风药。张景岳明确提出内伤致痉的理论，他在《景岳全书·杂证谟·痉病》中说"其病在筋脉，筋脉拘急，所以反张。其病在血液，血液枯燥，所以筋挛"。叶天士《临证指南医案·痉厥》中指出了其病机是"津液受劫，肝风内鼓"。薛生白阐述了"湿热侵入经络脉隧中"的致病病机。风寒湿邪相兼为犯，阻滞经络，气血失于运行敷布，筋脉失养而致痉病。

痉病是由于风寒湿痰等阻滞经络或阴虚血少、元气亏损，筋脉失濡，拘急挛缩甚或邪扰神明所致。病因大多为感受外邪或内伤气血或外感与内伤两种因素兼夹。外邪致痉有刚痉和柔痉之分。刚痉属于太阳表实之证，症状表现为恶寒无汗，项背强直，牙关紧闭，治疗可用发汗解表的方法。

用葛根汤即桂枝汤加麻黄、葛根。柔痉则属太阳表虚证，症见发热，汗出，项强口噤，此时因已汗出，故此时治疗不可再强发其汗，恐伤阴致病情加重。用桂枝加葛根汤，即桂枝汤加葛根汗之；杂因，谓风寒湿杂糅为病，用小续命汤，随风寒湿轻重治之；过汗表虚，汗出不止，因而成痉，用桂枝加附子汤，即桂枝汤加附子也。如因阳明实热，伤阴所致体质不虚的用大承气汤。

《医宗金鉴》"刚痉葛根汤发汗，柔痉桂枝加葛良，若兼杂因小续命，过汗桂枝加附汤，伤血桂枝合补血，里实瘀血承气方，溃疡十全加风药，破伤狗咬另参详"。文中还记载有内伤致痉，多由于久病体衰，劳欲过度致肾精亏损，饮食劳倦化源不足致气血两虚，五志七情过度而气血暗耗或产后或外伤，疮家血随脓出等。过用或误用汗吐下之法，均可耗伤气血致气血亏虚，不能濡养筋而成痉。出血过多又受外风而致痉的用桂枝汤合补血汤；恶露（指胎儿生出之后，子宫内遗留的余血或浆水）不净又受外风而致痉的用桃仁承气汤；外伤或脓血血流较多，外风从创口中而入侵袭筋脉而成痉者，治疗用十全大补汤加祛风药。

面对着的是活生生的患者，找疾病的特点，认识疾病的本质，理论与实践相结合，师父终身在追求，师带徒的角色转换，让弟子们感到"路漫漫其修远兮，吾将上下而求索"。

（杨保社）

2023 年 11 月 28 日　星期二　晴

我师原创全通汤　难病噎膈不用慌

如果说全通汤是师父 20 年前自创方剂的之一，那么自从此方问世以后使多少食管癌患者枯骨生肉已无从统计。如果说历代名医都有创制的名方，那么用于食管癌的全通汤就是其一。如下患者又添一实例。

毕女士，65 岁。2022 年 1 月初诊于西安市天颐堂中医医院（病历丢失）。

2022 年 2 月 7 日复诊病历：食管癌，胁胀痛减，舌淡红苔薄，脉弦。治疗用全通汤。处方：

冬凌草 30 克	守宫 10 克	炙枇杷叶 12 克	威灵仙 30 克
白芍 30 克	甘草 12 克	竹茹 12 克	炒枳实 30 克
姜半夏 12 克	栝楼 30 克	生晒参片 10 克	代赭石 12 克

26 剂。

2022 年 3 月 5 日三诊：头面痛无定处，反胃，流口水，舌红苔薄，脉弦。上方加半夏泻心汤加防风、红花、白芷。处方：

冬凌草 30 克	壁虎 12 克	枇杷叶 12 克	威灵仙 30 克
白芍 30 克	甘草 12 克	枳实 15 克	姜半夏 15 克
栝楼 30 克	代赭石 10 克	人参 10 克	柴胡 10 克
黄连 15 克	黄芩 12 克	干姜 12 克	桂枝 12 克
栀子 12 克	煅瓦楞子 20	延胡索 30 克	厚朴 30 克
百合 30 克	麦冬 30 克	滑石 10 克	蜈蚣 2 条
防风 15 克	红花 12 克	白芷 12 克	

2022 年 4 月 2 日四诊：服药 10 剂时，食管灼热，水入有辣痛感，喜喝点啤酒，反胃，舌红苔薄，脉沉。上方加海螵蛸 20 克。30 剂。

2022 年 5 月 7 日五诊：大效！胁下逆抢心。上方加薤白 12 克。28 剂。

后于每个月就诊一次，主方全通汤不变的基础上随证加减。到 2023 年 5 月 1 日第十六诊处方：

冬凌草 30 克	守宫 12 克	炙枇杷叶 12 克	威灵仙 30 克
白芍 30 克	甘草 12 克	竹茹 12 克	炒枳实 30 克
姜半夏 12 克	栝楼 30 克	生晒参片 10 克	代赭石 12 克
厚朴 15 克	小茴香 10 克	乌药 10 克	谷精草 12 克
木贼 12 克	菊花 12 克	延胡索 15 克	蒲公英 30 克
败酱草 30 克	红藤 10 克		

2023 年 5 月 29 日第十七诊：食管癌，偶胸痛，舌淡红苔薄，脉弦。上方加栀子 15 克，淡豆豉 12 克。26 剂。

2023 年 6 月 29 日第十八诊：偶胃中嘈杂，连咽不适，流口水，舌淡，苔白，脉滑。上方加干姜 10 克，黄连 5 克。26 剂。

2023 年 7 月 26 日第十九诊：恶心，咽不利，身痛，舌淡红苔薄，脉沉。上方去栀子、淡豆豉。加防风 10 克。20 剂。

2023 年 8 月 26 日第二十诊：食管癌，效，舌淡红苔薄，脉沉。上方，20 剂。

2023 年 9 月 26 日第二十一诊：舌脉同上。上方改黄连为 10 克，加炒川楝子 10 克。20 剂。

2023 年 10 月 26 日第二十二诊：偶反胃，胸骨后抽痛，舌红脉沉。上方去红藤。24 剂。

2023 年 11 月 29 日第二十三诊：效！复查与 2021 年 3 月胃镜相比新生物由 3cm×1cm 变为粗蒂新生物 2.0cm。上方去小茴香、乌药。处方：

冬凌草 30 克	守宫 10 克	炙枇杷叶 12 克	威灵仙 30 克
白芍 30 克	甘草 12 克	竹茹 12 克	炒枳实 30 克
姜半夏 12 克	栝楼 30 克	生晒参片 10 克	代赭石 12 克
厚朴 15 克	谷精草 12 克	木贼 12 克	菊花 12 克
延胡索 15 克	蒲公英 30 克	败酱草 30 克	干姜 10 克
黄连 10 克	防风 10 克	炒川楝子 10 克	

24 剂。

此患者前后 23 个月 23 次就诊，2021 年 11 月 19 日陕西省人民医院胃镜：贲门右侧壁可见大小 3.0cm×1.0cm 隆起性病变，表面色红，局部稍有发白，触之易出血，活检质韧，为中—低分化腺癌。2023 年 11 月 14 日蓝田县人民医院胃镜：贲门，开闭良好，齿状线清晰，可见一直径约 2.0cm 粗蒂新生物，部分坠入胃腔。可以看出明显的影像效果的是，近两年治疗后新生物由 3cm×1cm 变为粗蒂新生物 2.0cm，实属不易。

关于全通汤，近两年发表文章众多。师父最新著作《王三虎经方医案·肿瘤篇》也有专篇，不必赘述。此患者服药近两年，坚持抗击癌魔的信心与毅力着实令人感动，师父曾专门写过"信之笃"文章，因为肿瘤症状多而难解，病情容易反复，蔓草难除的情况下，难免患者见异思迁，另找高明，或旷日持久的经济窘况下，或疾不可为认为人命危浅的心理作用下放弃治疗，结果很多错过疾病的窗口期而悔不当初。

师父经常说一句话"你给我信任，我给你担当"，疗效极好，有了治愈的良好口碑下，很多患者都是这样信之不移，反复服药时间十余年的也不在少数；亡羊歧路的情况下无所措手，忽然发现有师父这样声名远播的名医而识荆恨晚，病情反转得到控制的病例也不在少数。大量的复诊患者，每年两万次以上的门诊量就能说明问题。真是"桃李不言，下自成蹊"啊！

（杨保社）

王三虎教授点评：

本篇日记也有实录之意。值得一提的是，一年前我就准备写这篇文章，留下资料，几个月，终因事务繁忙，且无胃镜对比，患者家属要报销取回资料而拖延至今，更长时间的观察，就更能说明问题。

2023 年 12 月 3 日　星期日　晴

尿血癃闭膀胱癌　应用经方出心裁

冯先生，男，73 岁。前后皆就诊于西安益群堂中医门诊部。

2023 年 2 月 5 日初诊，膀胱癌全切术后 2 个月，前列腺增生，泌尿系感染，右侧肾上腺肿瘤，高血压 3 级，糖尿病。拒化疗及灌注治疗，造瘘口痛，面红，眠差，纳差，便秘，苔薄，脉滑。

病机：湿热毒邪凝聚膀胱，血络损伤。湿热未尽，阴液已伤，燥湿相混。

治则：清热利湿解毒，凉血止血活血。

用方：小蓟饮子合当归贝母苦参丸。

处方：

小蓟 30 克	栀子 12 克	滑石 12 克	藕节炭 30 克
生地黄 30 克	川木通 6 克	甘草 12 克	蒲黄（包煎）12 克

竹叶 12 克	夏枯草 30 克	百合 30 克	土茯苓 30 克
土贝母 20 克	浙贝母 20 克	当归 12 克	苦参 15 克

26 剂。灵芝孢子粉 1 盒。

2023 年 3 月 5 日二诊：效，口渴，脉滑。上方加升麻 30 克，鳖甲 15 克，石膏 30 克。26 剂。

2023 年 4 月 2 日三诊：膀胱癌，效，舌红苔薄，脉滑。上方 30 剂。

2023 年 5 月 7 日四诊：2023 年 4 月 7 日 CT 与 2022 年 12 月 3 日对比：肾盂输尿管扩张积水缓解，舌有齿痕，脉沉。造瘘口肿。上方加蒲公英 30 克，败酱草 30 克，紫花地丁 30 克。26 剂。

2023 年 6 月 4 日五诊：效，膀胱造瘘口胀，乏力，舌红，脉滑。上方加人参 12 克。27 剂。

2023 年 7 月 2 日六诊：膀胱癌，膝拘胀，舌淡红苔薄，脉沉。上方加杜仲 15 克，牛膝 30 克，薏苡仁 30 克。30 剂。

2023 年 8 月 6 日七诊：效，舌脉同上。上方去紫花地丁。25 剂。

2023 年 9 月 3 日八诊：腰困，舌红苔薄，脉沉。上方加龟甲 20 克，骨碎补 30 克，续断 15 克。25 剂。

2023 年 10 月 1 日九诊：膀胱癌，效！舌淡，脉弱。上方去木通。加白头翁 10 克（针对尿灼热，学习王幸福经验）。30 剂。

2023 年 11 月 5 日十诊：效！舌红苔薄，脉数。上方 26 剂。

2023 年 12 月 3 日十一诊：血糖 7.1mmol/L，肌酐 118.8μmol/L，尿素氮 8.31mmol/L，舌红苔薄，脉滑。复查，肺实性结节 0.5mm，未见复发转移迹象。上方去蒲公英、败酱草、牛膝，加海浮石 30 克，30 剂。

此患者也许鉴于对放化疗副作用的恐惧，也鉴于对中医、对师父的信任，在膀胱癌术后拒化疗、未灌注，10 个月内服药 301 剂，自我精神状态良好，能吃能睡能跑能跳，患者在局部状况好转的同时，全身状况也得到改善，患者对带来的神奇治疗效果也欣喜万分，特在今天送师父锦旗一面，并合影留念，留下了这生活的一瞬间。

无独有偶，在分享患者喜悦的时候，我想起了昨天在西安市万全堂中医馆一年轻患者，汪先生，36岁，膀胱癌切除术距今天有十余年。26岁时手术，术后就找师父诊疗，先以小蓟饮子等常规方法，有一次睾丸刺痛样不适，少腹下坠不适，感冒易诱发，追述上大学就有这个现象，师父按少腹瘀血辨证，单用抵当汤。处方：虻虫6克，大黄12克，桃仁20克，水蛭12克。1个月7剂，出奇制胜。

可见病历：2020年8月1日：面黄，尿道口，易怒，右胁痛，舌暗红，脉弦。处方：

虻虫6克	大黄12克	桃仁20克	水蛭12克
柴胡12克	黄芩12克	半夏12克	党参12克
石膏30克	白芷12克	菊花12克	甘草12克

28剂。

2020年9月5日复诊：症状明显减轻。之后到2022年11月，仍以抵当汤为主方加减，获良效。

2023年12月2日因其他症状间隔一年又就诊，刻下症：胸闷，胃胀，少腹不适，下坠，右胁胀不适，左脚骨折，膝软，口苦，食减少，食后胀，大便不成形，小便偏黄，舌红苔薄，脉沉。处方：

柴胡12克	白芍12克	枳实12克	炙甘草10克
薤白10克	郁金10克	薄荷10克	厚朴15克
吴茱萸5克	当归15克	川贝母5克	苦参12克

25剂。

患者2014年因膀胱癌行切除手术，初诊于2020年7月4日，一直到现在，把师父视为保健医，时间之长，辨证精细，用药精准，疗效极好才是医患互相信任的基础啊！

按语：膀胱癌，多属中医的溺血、淋证、癃闭。初期，以实为主，以热为主，后期复杂多变，但是湿热和阴虚是主要矛盾。师父治疗膀胱癌，初期为膀胱热毒、伤络动血证，以小蓟饮子为主方加减；术后或中后期，多为膀胱蓄血证，以抵当汤或桃核承气汤为主方；中后期湿热未尽、阴液已伤，是燥湿相混证，以当归贝母苦参丸和蒲灰散加味；以小便不利为主症可合上栝楼瞿麦丸、猪苓汤。

西医对于膀胱癌的治疗以手术为主，联合其他治疗方式的综合治疗，包括膀胱灌注治疗、全身化疗与全身免疫治疗等。

本病例也充分体现中医可以弥补手术治疗、放射治疗、化学治疗的不足。手术固然能切除癌肿，但还有残癌或区域淋巴结转移，或血管中癌栓存在等，用中医中药在手术后长期治疗，可以防止复发和转移。放疗、化疗治疗对消化道和造血系统有一定的副作用，用中医中药治疗既能减轻放、化疗的副作用，又能加强效果，对于晚期癌症患者或不能手术和放疗、化疗的患者来说，是可以采用中医中药治疗的。而师父常能用经方独出心裁，另辟蹊径，无疑拓宽了中医治疗膀胱癌的思路。

（杨保社）

2023 年 12 月 8 日　星期五　晴

脏毒下血疑难病　活用经方建奇功

脏毒下血，相当一部分属于结、直肠癌一类疾病。吾师的每本著作，尤其是刚刚出版不久的王三虎经方医案和医话等四本书中不乏有关理论与病例的详细讨论与文章。

今天又一实例如下。郭某，男，45 岁。2022 年 8 月 8 日初诊于西安易圣堂医馆。主诉右侧升结肠大肠癌术后 1 年 2 个月。化疗 6 个疗程。2022 年 6 月 9 日肠镜：结肠术后，直肠息肉 0.2cm，小肠炎，吻合口炎，有结肠息肉，内痔。2021 年 8 月胸部 CT 提示肺结节。刻下症：汗多，头汗出（小柴胡汤证），形丰，食可，眠可，大便晨干，午稀，舌淡红苔薄，脉滑。

2022 年 6 月 9 日电子内镜图文报告，所见：波士硕评分：右半（升盲）：

2分，横结肠：2分，左半（直乙障）：2分，总分：6分；肠道准备欠佳，进镜至距肛缘约90cm见结肠小肠吻合口，吻合口黏膜充血水肿；小肠黏膜绒毛状，见多发小片状腺烂，覆白苔。结、直肠：直肠见散在直径约0.2cm白色扁平息肉；余所见结肠各段黏膜光整，血管纹理清晰，皱襞形态规则，未见明显的糜烂、溃疡及肿块。

镜下诊断：①结肠术后。②小肠炎。③吻合口炎。④直肠息肉。

诊断：肠风、脏毒。

病机：上热下寒，大肠热毒。

辨证：风入大肠，热毒壅滞，气血不利。

拟方：大黄牡丹汤，三物黄芩汤，槐角丸加减。

处方：

苦参 12 克	生地黄 30 克	黄芩 12 克	败酱草 30 克
薏苡仁 30 克	大黄 3 克	牡丹皮 12 克	炒桃仁 12 克
防风 10 克	荆芥 10 克	地榆 30 克	槐米 30 克
枳壳 30 克	黄连 12 克	木香 10 克	甘草 10 克

28 剂。

2023 年 2 月 8 日二诊：半年时间内网诊 2 次，停药 2 个月。刻下症：痰多，盗汗，大便干于晨，溏于午后，肺炎范围缩小，舌红苔薄，脉滑。组方：三子养亲汤合海白冬合汤。处方：

苦参 12 克	黄芩 12 克	生地黄 30 克	败酱草 30 克
海浮石 30 克	白英 30 克	百合 30 克	麦门冬 30 克
厚朴 20 克	生石膏 30 克	黄连 10 克	姜半夏 15 克
栝楼 30 克	苏子 30 克	炒莱菔子 30 克	白芥子 30 克

26 剂。

2023 年 3 月 8 日三诊：腹泻止，形丰，口唇红，稍天凉就鼻塞，痔疮凸出，舌红脉滑。上方加麻黄 10 克（散表邪，治癥瘕），白芷 10 克，葶苈子 30 克，大枣 30 克。25 剂。

2023 年 4 月 8 日四诊：鼻通了！结肠癌术后，舌红苔薄，脉滑。病退药减。处方：生地黄 30 克，苦参 12 克，黄芩 12 克，败酱草 30 克，薏苡仁 30 克，苍术 12 克，木香 10 克，附子 6 克。上方 26 剂。

2023 年 9 月 8 日五诊：唇红，体重增！复查肠镜肠息肉消失。上方 26 剂。

河南科技大学第一附属医院，2023 年 6 月 28 日电子内镜图文报告，镜下所见：波士顿评分：右半（升盲）：3 分，横结肠：3 分，左半（直乙降）：3 分，总分：9 分；泡沫评分：3 分。肠道准备良好，进镜至回肠末端，进镜顺利。结肠术后改变。吻合口：进换至距肛缘约 90cm 见结肠小肠吻合口，可见一枚吻合钉存留，黏膜充血水肿；小肠：黏膜绒毛状，见散在小片状糜烂；结直肠：余所见结肠各段黏膜光整，血管纹理清晰，皱襞形态规则，未见明显的糜烂、溃疡及肿块。倒镜观察见内痔。镜下诊断：①结肠术后改变。②小肠炎。③吻合口炎。

2023 年 12 月 8 日七诊：未复查，舌淡红苔薄，脉滑。上方 26 剂。

患者 15 个月时间内间断诊疗 8 次，服药 190 剂左右，前后间隔 1 年的内镜显示"直肠息肉消失"，患者夫妇非常满意，今日来诊，延用 2023 年 4 月 8 日的三物黄芩汤和薏苡附子败酱散等八味药方，续服 26 剂。防止死灰复燃。

面对形形色色的各种肿瘤，樊代明院士也表达过对肿瘤研究的无奈："我们花了这么大力气，肿瘤的病因仍然不很清楚，肿瘤的早期诊断仍然十分困难，肿瘤的疗效仍然不令人满意，肿瘤的发病率仍然不断升高，这说明了各种癌症的发病机制和生长方式非常复杂，从而治疗也十分困难。""王道无近功"，抗肿瘤就是一个持久战，急功近利的思想要不得。肿瘤患者多半年老体弱，伴有多种疾病，只有标本兼治，稳扎稳打，步步为营，才能在迂回中寻找有利战机。在门诊上，只有让患者感觉到解决了一两个实际问题，这样就坚定了治疗的信心和决心。

师父研究肿瘤 30 余年，常常说的一句话就是"遇到疑难怎么办，经典著作找答案"。师父常谦虚地说，我们治疗肿瘤从经方中寻求灵感，找出了些这一团乱麻的"线头"，摸索出了常见肿瘤的经方治疗体系。就如上面这位患者，我们总结的经验：结肠癌早期用薏苡附子败酱散；结肠癌中期用大黄牡丹汤、三物黄芩汤；结肠癌晚期用大黄附子汤。又练就了一双慧眼，从后世经验方中选择了局方槐角丸，芍药汤，痛泻要方，香连丸等，适当组合，效果可见。希望这样的例子不断记载，积少成多，从中找出规律性。

（杨保社）

2023年12月11日　星期一　中雪

截断扭转断病程　青龙一剂启思懵

西安跟师半个月后，2023年12月10日下午3点我踏上回家的路程。昨晚天气预报，暴雪！寒潮！多地迎来今冬首场大范围降雪。心想，是不是今天"待外大雪纷飞，我必踏雪而归"。

果不其然，晨起风大降温，没有及时加衣，上午师父看了54个患者，我也紧张地没顾上喝一口水，微觉咽痛，下午1点回宾馆收拾行囊赶到西安北站，单衣，劳累，紧张，在高铁上昏昏睡去，下午五点突闻"闻喜站"到了（买的中转高铁票），猛然惊醒，只觉脸发烫，一个箭步冲出高铁，出站又进站，在空旷的候车厅等待40分钟后又登车，此时高高的候车站台上已是寒风凛冽，吹啊吹，俨然成了"寒号鸟，哆啰啰，哆啰啰，寒风冻死我，明天就做窝"。自信身体倍棒，吃嘛嘛香，这点寒风，不算啥！

晚上10点回家，冲澡后，往沙发一躺，舒服地看手机时，清涕不自主不停地流向面颊，鼻塞得已用嘴呼吸，额角微痛，眼痛。正在三甲医院实习护理的女儿正好在呼吸科，敏感地说道："爸，你是不是感染了流感，我们科80%的医生和护士都快倒下了，都是你这症状，说话有鼻音了，刚才去高铁站接你还没这样，你可别像去年一样从西安回来把病毒也带来了，传给全家人……""水样的鼻涕，水样的痰，小青龙汤证"，夜里 11 点半去"御用药房"拿免煎颗粒小青龙汤原方两剂，处方：

麻黄 9 克（3 袋）　　桂枝 10 克（2 袋）　　细辛 9.9 克（3 袋）

白芍 12 克（2 袋）　　干姜 10 克（1 袋）　　姜半夏 9.6 克（3 袋）

甘草 10 克（4 袋）　　五味子 8 克（4 袋）

12 点时一饮而尽一剂，马上蒙头睡觉。凌晨 2 点也许"麻黄"发挥作用而睡醒，头痛、鼻塞、水样鼻涕全无，肺部自觉清爽无比，吸一口气好像吸到肺底，畅快淋漓，鼻窍通畅，怪不得"细辛""利九窍"，感冒就这样用神奇的一剂而解。

这让我想到了去年从西安回来，把病毒也带到了家中，女儿、儿子先后出现发热，恶寒，无汗，头痛，身痛，骨节痛，服麻黄汤，一疾而愈。儿子服一剂蒙头睡觉后症状全无，就说了三字"好神奇"。只是孩他妈不知道啥原因，拖延差点成了肺炎，后来吃：阿兹夫定，5mg，日一次（空腹）；复方福尔可定口服溶液，10mL，日 3 次，每天尽量俯卧位 12 小时。折腾了一个月才好。弄得她整天数落我。去年全国都紧张时，门诊根本买不到阿兹夫定。中药麻黄剂、柴胡剂也用了不少啊！也不知道怎么了，就是看晚了，没有把握未行之患而霍然而愈。

忽忆几天前，问师父《金匮要略·肺痿肺痈咳嗽上气病脉证治第七》"肺痈胸满胀，一身面目浮肿，鼻塞清涕出，不闻香臭酸辛，咳逆上气，喘鸣迫塞，葶苈大枣泻肺汤主之。（3 日 1 剂，可至三四剂，此先服小青龙汤一剂乃进）"。这个条文括号部分啥意思，师父沉思了片刻没做回答。过了一个小时后讲到，表邪侵入，用小青龙汤一剂先解表。本条是继述肺痈病应用葶苈大枣泻肺汤的临床症状。肺痈患者兼鼻塞流涕，不闻香臭而见一身面目浮肿的，可先服小青龙汤一剂解表邪，后用葶苈大枣泻肺汤下水饮更为妥当。而今天的我就是这样。"一剂知，二剂已"，可今晚我一剂而愈，另一剂不用服了，一剂而截断病情发展。

　　《内经》对截断扭转的论述：截断扭转的指导思想是早期控制病情，快速截止疾病的发展蔓延，以求提高疗效，缩短病程。《素问·阴阳应象大论》云："故邪风之至，疾如风雨。故善治者治皮毛，其次治肌肤，其次治筋脉，其次治六腑，其次治五脏，治五脏者，半死半生也。"所谓"疾如风雨""善治者治皮毛"，正是对急性病宜早期快速截断的重要启示。《素问·八正神明论》也说："上工救其萌芽。下工救其已成，救其已败。"这里强调的"救其萌芽"。也即早期的截断扭转。由此可见，及早采用截断扭转的治疗方法极为重要，一方面可以控制病邪深入，另一方面可以避免正气的过度损耗，若因循失治，或耽误早期病机，则病邪步步深入，进逼五脏，而致病情恶化。

　　姜春华教授总结了前人的理论，明确地提出了"时代要求我们掌握截断扭转方药"的观点，基本定义：截断是指采取果断措施和特效方药，直捣病巢，迅速祛除病原，杜绝疾病的自然发展和恶化；如不能急速祛除病因，也要断然救危截变，拦截病邪深入，尽可能阻止疾病突变，为进一步治疗争取时间，制造条件。

　　扭转是指控制扭转病势。使之向好转的方向发展。具体地说，是急速通过纠正邪正比势和病体动态的治疗手段，使病情由危转安，由重转轻，由急转缓，由逆转顺，进而邪退正复，转入坦途。

　　截断与扭转的关系："截断"重在痛击阻断，拦截病邪急速传变，针对病邪而言："扭转"是指控制病态趋向，挽转病势进展，脱离危重病情，针对病势而言。姜师还生动地形容"截断"好比摧陷廓清，扫荡涤穴，顿挫病邪；"扭转"恰似逆流挽舟，峻峰急迴，纠正颓势，化险为夷。在临床上，两者常常相携并用，协同互补，是截断病邪、扭转病势、迅速纠正病理状态、恢复正常生理功能的重要方法。

　　这让我想到，上述先贤的"截断扭转"是理论，师父才是真正提出具体实际解决办法的临床家，抓住"风为百病之长""风为百病之始""中脏多滞九窍"等，善于"捕风捉影"，喜用风药解表散邪，减轻经络脏腑压力。经络通畅，气血运行如常，只要抓住风邪的蛛丝马迹，散风解表，就是通经活络，或能消有形于无形。天天跟诊师父，天天遇到各种患者，师父的"风邪入里成瘤说"，提高了诊断的预见性、前瞻性和准确性，提高了临床疗效。今晚一剂而愈的小青龙汤，不正说明问题了吗！临床中师父用小青龙汤治疗食管癌、肺癌也是有很多病例。

同时让我想到，试想如果师父没有提出肺癌同肺痿论治，治肺癌用什么方呢？师父于北京王解《金匮要略》时说，对于肺癌，临床辨证论治对应性的止咳化痰平喘，无效，但是他是用治疗症状的药物，有效，这是治疗肺癌的方子吗？不辨病的辨证论治，虽然也有效，但是远远没达到大量肺癌患者的实际要求。

师父通过多年的肺癌临床诊治，发现单用阴虚燥热难以概括更多的临床肺痿病理病机，遂经过大量病例验证总结出创新学说，如寒热胶结致癌论、燥湿相混致癌论等广泛应用于肺癌临床，获效良多。

经方与自拟方相结合，依据辨证辨病选择的经方，如治疗痰热气滞之射干麻黄汤，外寒内饮之小青龙汤，表寒内热、肺气上逆之厚朴麻黄汤，阴虚内热、痰浊上犯之麦门冬汤，气血双亏、阴阳俱损之炙甘草汤，阴损及阳之甘草干姜汤等，紧扣病机，斩获疗效。

其次，结合多年临证经验，王老师在其自创燥湿相混致癌论指导下自拟海白冬合汤，临床适用于痰毒壅肺、气阴两虚、燥湿相混型肺癌，疗效卓著。自此形成一整套敌变我变、进退自如、灵活加减的辨治体系。还有消化系统癌症，泌尿系统癌症等，无不在其理论支持下自成辨证体系。

窗外已白雪皑皑，仿佛一层薄雾笼罩，花非花，雾非雾，夜半来，天明去。麻黄劲已过，睡意又袭来，子夜有感，凌晨随笔。

（杨保社）

王三虎教授点评：

跟我学习，能写出自己的实践所得更为重要。此文章一在"王三虎"公众号上发表，阅读量迅速过万。文末留言可见一斑。姚锦林："王老师的学生：舞文弄墨、群雄逐鹿……杨同学的金笔：既书经方、且写诗文！"怡然宁心："名师高徒，知道了截断扭转的理论，对小青龙汤的临床应用有新发展，多多发表些临床治疗医案，让我们这些最基层的人也能开阔视野。"

2023年12月29日　星期五　晴
我学师父用合方　打头麻杏石甘汤

作为中文学士，《金匮要略》硕士，行医多年的我，在连续两期学习"经方抗癌专家班"后，仍嫌不够，终于成为王老师的秘传弟子，今天已经是第15次从河南南阳来西安跟诊了。每次跟诊，越学越有味，师父经验，越用越神奇。举例如下。

肺结节是结节病中发病率较高的一种，师父的门诊上肺结节患者人数一直比较多，有时候一天就有七八位肺结节患者。

南阳一位肺结节患者在自己门诊上用传统方药治疗，久治不效，万般无奈之下和我一起来到西安求助于师父。症状分析：膝盖以下微肿，血糖偏高，身上痒，气不够用，微喘，有甲状腺结节。

师父分析：身上痒，血糖高，口微渴，用麻杏苡甘汤加石膏，祛痒止风，石膏清热生津。微喘，用葶苈大枣泻肺汤。短气，气不够用，"胸痹，胸中气塞，短气，茯苓杏仁甘草汤主之，橘枳姜汤亦主之"。膝下微肿，"大病瘥后，从腰以下有水气者，牡蛎泽泻散主之"。综合分析开方如下：

石膏 60 克	麻黄 10 克	杏仁 12 克	薏苡仁 30 克
茯苓 20 克	白术 15 克	陈皮 15 克	枳实 15 克
牡蛎 20 克	泽泻 15 克	商陆 15 克	海藻 15 克
天花粉 30 克	泽漆 30 克	葶苈子 30 克	大枣 6 个

因海藻与甘草相反，以安全计，故去甘草。患者守方服用3个月，加之

饮食禁忌，临床症状消失，在不服用任何西药的情况下，血糖正常，结节变小，继续服药中。

无独有偶，南阳一位患者在医院诊断为淀粉样病变，足膝肿大，黑暗，临床症状与上述患者症状相似，但是足膝肿大往来反复，晚上消肿白天加重，有针扎感，在医院用利水剂治疗，患者体力不支，恐难以全命，故求治于中医。于是在上方基础上合小柴胡汤、下瘀血汤。患者吃药后临床症状大减，体重增加，饮食恢复正常，但是不能停药，停药后症状反复，一年中基本守方不变，仍在治疗观察中。

（叶云鹏）

2023 年 12 月 31 日　星期日　晴

四方行医王博士　千里迢迢佳木斯

看到《中医抗癌进行时 7——随王三虎教授临证日记》即将截稿的消息，我浮想联翩，夜不能寐。疫情阻隔，王老师中断了佳木斯工作室的多点执业，但他在佳木斯的点点滴滴却不断涌入脑海，凝聚笔下，这就是《医学博士王三虎教授工作室》佳木斯站纪实。

一、仪式

与王师相识是 2016 年在成都的肿瘤经方研究会议上，听他讲学术报告——经方抗癌，其实我原来也早有耳闻，恰巧医院也想请知名专家前来我院坐诊，以带动大家学中医的热情，我跟院长不谋而合，一锤定音，于是就在 2018 年 11 月 14 日上午 8∶30 分，佳木斯中医院隆重举行了《医学博士王三虎教授工作室》揭牌仪式。我是工作室的负责人，从此开始跟随王师学习经方抗癌。

那天中医院大厅医者云集，再引名医落户，蓬荜生辉！市卫生计生委领导肖明东主任百忙之中亲临揭牌仪式。当时王师发表了热情洋溢的讲话。他说：来到祖国的东方第一城、北国佳木斯非常高兴和激动！对市领导的重视表示深深的感谢！中医事业在中国的历史上经历了四次提高，今天我们正逢第四个高峰的来临，已经在世界形成的以经方为主的中医热，这是中医药事业的又一个春天！希望通过佳木斯工作室，外部可以运用经方治疗方法，为当地的人民治疗各种疑难病，内部可以培养一批中医经方专家医脉传承，永续发展。王师虽然有点口音，但是话语铿锵有力，大家依然可以听得清清楚楚。

二、学术讲座

2018年11月14日下午首次在佳木斯中医院会议室举行了《医学博士王三虎教授经方证治学术讲座》。中医院职工及周边外市、县慕名前来参加学习的300余人，让整个会场座无虚席。王师以"小方治大病"为主题，凭借多年中医实践积累的经验，博古论今、深入浅出，为大家讲授了中医治疗中方剂如何经典应用。他用单味方、二味方、三味方、四味方对癌症、疑难病以及常见病的治疗经历，给大家传授了宝贵的经验。在一例例病案中，体现了"小经方、治大病"之中医经方的神奇疗效。听王师讲课是一种享受，生动不枯燥，都是真实的案例。之后的三年，王师都是边看诊边讲座，如处方，经典条文，为什么要用这个方，之后再分析某个药品，《神农本草经》是怎么描述的，一一道来。

这三年，王师是手把手教啊，没有丝毫保留。也经常提示我们要把临床中好的、不好的疗效都记录下来，哪怕是个案。所以王师的每次出诊都是一次精彩的讲座！

最后院长朱广媛强调：《医学博士王三虎教授工作室》落户我院，是我们佳木斯中医院又一个具有历史意义的重要时刻！这是继《国医大师石学敏院士工作室》之后，又一位名医大师与我们佳木斯中医院联手合作，共承中医大业，共传中医大道！而我也有幸成为了两位名师的弟子。想起当年的场景依然是历历在目。

三、诊疗与传承

1. 小诊室与大课堂。王师自在我院建立工作室以来，每两个月的15、16

日来佳木斯工作室坐诊，每次预约患者都达百余名。跟诊医生也有二三十人，为了更好地与患者面对面问诊、交流和告知，同时便于大家学习，后来就把诊室安排在了医院机关会议室，扩大了空间，医患一体无距离，中医诊疗面对面。宛如一个别开生面的中医大课堂。场面好壮观啊！

2. 候诊与授教。每到王师出诊的日子，患者便早早地来到会议室等候，候诊应当说是患者心情比较焦急的过程。每个患者都希望自己有更多的时间与专家沟通和倾述。王师幽默诙谐，有时能把患者逗笑，缓解了患者的紧张情绪，对每一位患者，都和声细语，专家与患者最好的交流与沟通在这个空间演绎着一曲和谐、博爱的交响曲，有的患者已经看完了依然不肯离开，坐在一旁静静地倾听着专家对他人病情的分析诊断，并且发自内心感叹：这样的看病，真的是太受益了。王师在诊治的过程中，常常是边看边讲边分析，每个处方都能找到原文和出处，让我们下载软件，查条文，背经典，经常挂在嘴边的是张仲景如何说的，如何处方的，也常常告诫我们《金匮要略》就是一部肿瘤史，好多肿瘤疾病的治疗可以在那里找到答案。有些医生怕王老师提问不敢靠前，过后便悄悄地翻条文，背经典，掀起了学习经典的热潮。我也不例外，王师走后的日子也是我重温经典的日子，跟诊的时候拼命记，尽量详细，然后再对条文，一点一点消化。有时感觉还没消化好又到了王师出诊的日子，感觉时间过得好快呀。

3. 疾病与信念。每一个患者面对自己的疾病都有很大的负担。把希望与健康全部寄予医院、医生。特别是一些癌症患者，更是在身体和心理上都承受着巨大的压力。面对每一位患者，王师都倾注了极大的关心和专业功底。每次出诊的这两天，他为百余名患者认真诊断，细心聆听他们倾述着苦楚和诉求，视个体病情开方诊疗，在交流中给以患者安慰和鼓励，还不时地列举他曾经诊治的患者如何配合治疗、坚定信心、战胜疾病，一席席话语，宛如春风滋润着患者的心田。就在与一个个患者的交流、沟通中，尽展中医的精湛医术，彰显专家的大医之气，深深融入医患心中，不但坚定了患者对中医医疗的信念，更鼓舞着医者为更好地服务于人们健康，要恪尽职守，锐意进取。正如孙思邈所云：凡大医治病，必当安神定志，无欲无求，先发大慈恻隐之心，誓愿普救含灵之苦。若有疾厄来求救者，不得问其贵贱贫富，长幼妍媸，怨亲善友，华夷愚智，普同一等，皆如至亲之想。王师就是这么做的，也是这么教导我们的。

四、学术交流

工作室成立2年后，院里组织了学术交流会，各科室总结这两年来的学经方用经方的体会，对于王师的"肿瘤从六经论治""风邪入里成瘤说""燥湿相混致癌论""人参抗癌论"等学说的理解，欢迎大家畅所欲言，王师并对此答疑解惑，鼓励大家传承经典，守正创新，对疑惑难点王师再次给予指导，告诫大家经典常读常新，遇到疑难怎么办，经典著作找答案。此次交流无疑是对大家的鼓励与鞭策。

五、学习心得

光阴荏苒，一晃跟随王师学习已经四年了，他对经方的追求一刻也没有停留过，除了北京、深圳、山东、西安、黑龙江等地的出诊带教，还成立了网络弟子班，线上线下的带教授课，真正实现了自己的经方梦想，也掀起了成百上千的中医者们学习经方的热潮。现在在临床中我已习惯了王师的思路，每天出诊看病，我的辨证施治，诊方用药首先想的就是经方，经方合方，遵循王师的简单对简单、复杂对复杂的思路，尽量用原方原量，同时注意有些药物的煎煮方法。几年来，我针药并用，我的临床疗效大大地提高了，得到了患者的认可。在此我特别感谢王师，同时也感谢一路帮助过我的同道们。

读书看病写文章，看似平常的一句话王师却是几十年如一日，我记得有一次有个胃反的医案，就是他在我院坐诊后，也就用了不到半个小时的时间，当着我们各位医生的面写出来的，当时所有的人无不瞠目嗟叹，佩服不已！如今我也是省级师带徒指导老师了，我一定会按照王师的思路走下去，发扬经方抗癌的魅力，使传统医学发扬光大！

六、医话医案

王师在佳木斯市出诊的3年里，漂亮的医案数不胜数，今天我只给大家分享一个癃闭医案，虽然不是肿瘤患者，但是也是疑难病例。当中大家不难看出王师常用的经方芍药甘草汤、小柴胡汤、当归贝母苦参丸、通关丸、蒲灰散等。

患者李某，女，74岁。糖尿病4年，2021年1月末因患脑梗在密山市医院住院，四五天以后患急性阑尾炎做手术，手术后无法排尿，后转入鸡西市医院检查，经专家会诊，考虑膀胱颈梗阻，建议手术治疗。

刻下排尿困难，每次排尿后膀胱内剩余尿量200多毫升，只好插尿管、带尿袋，经抗炎治疗，治疗了28天后拔下尿管，3天后又尿不出来，重新插管到现在，住院期间发现肾结石。

经朋友介绍找到我，问我可不可以吃中药试试，不行的话过了五一就直接去佳木斯二院做手术。我当时也没有把握，既然来了，又赶上快五一节了，那就先在我这里住院吧，4月20日晚，当时患者饮食一般，睡眠一般，便干，小腹不适。舌淡红，苔白，脉滑数。

我就把这个情况跟王师说了，请他给出个方子，我这边给患者做深部热疗和针灸治疗。她当时跟我说她针灸了二十多天了，是她家一个学过中医的亲属给治疗的，我还是坚持要她再针一针，处方：涌泉，中极，水道，关元，足三里，日一次，深部热疗日一次。她非常配合我，一切按照我的安排，这边煎上王师给她开的中药，处方如下：金钱草50克，茯苓30克，白芍30克，甘草12克，蒲黄20克，滑石20克，生地黄30克，苦参15克，土茯苓30克，当归15克，川贝母6克，肉桂9克，知母15克，黄柏13克，大黄12克，玄参15克，芒硝5克。

患者在我这里住了10天，五一节就在女儿家继续口服中药，就等5月8号来撤管，不行就去手术。说实话我也是心里没有底儿，患者年龄那么大，又插管近2个月，好在家属也是抱着试试看的态度，不行直接去做手术了。结果大大出乎了我的意料，老人家撤管后居然排出尿了，第二天直接回家了，再没去医院，在家继续口服王师开的中药，残余尿量一点点在减少。每隔20天，女儿就来我这里微调一下方子，患者高兴得不得了，都能去打麻将了。

直到 2021 年 7 月 25 日，患者有时会出现腰痛，彩超提示肾结石，便来佳木斯碎石，其实也是想让我看看，再找王师开点中药，我明白她的意思，就又让王师网诊了一次。处方：

白芍 30 克	甘草 12 克	苦参 12 克	薏苡仁 30 克
金钱草 30 克	鸡内金 30 克	蒲黄 20 克	滑石 15 克
苍术 12 克	柴胡 12 克	黄芩 15 克	姜半夏 15 克
益母草 30 克	海金沙 30 克		

此方又服了 20 多剂。患者近一年来安然无恙，女儿及家属非常满意。因为是网诊，所以锦旗我就代收了。患者家属赋诗一首，送给远方的王师：

雪舞冰寒年复年，

医者仁心胜春天。

三虎大师临佳城，

悬壶济世授经典。

恩泽四海民受益，

杏林春暖世人赞。

大医精诚扬国粹，

筑巢引凤中医院。

（时桂华）

时桂华简介：

女，主任医师，硕士研究生导师。黑龙江省名中医，德艺双馨名医，省重点学科带头人，黑龙江省第二批省级名中医学术经验继承工作指导老师，黑龙江省第二批省级名中医师承指导老师，经方抗癌王三虎博士传承工作室负责人，中国工程院院士石学敏国医大师弟子。中国抗癌协会会员，全国中西医肿瘤防治专家委员会副主任委员，中国生物医学工程学会肿瘤靶向治疗专业委员会会员，中华中医药学会肿瘤创新联盟理事，国际肿瘤经方专业委员会理事。擅长经方及针药并用方法治疗各类肿瘤，尤其以中药内服外治，并配合五位一体疗法，对癌症患者在术后及放化疗期间，减毒增效，提高生存质量，起到了不可忽视的作用，对于不能耐受放化疗的和不能手术的患者运用中医中药，能有效地延长了患者的生存期。